Manuel de survie

Pour être bien dans mon corps

Texte : Josette Rousselet-Blanc

Illustrations : Emmanuel Dodet

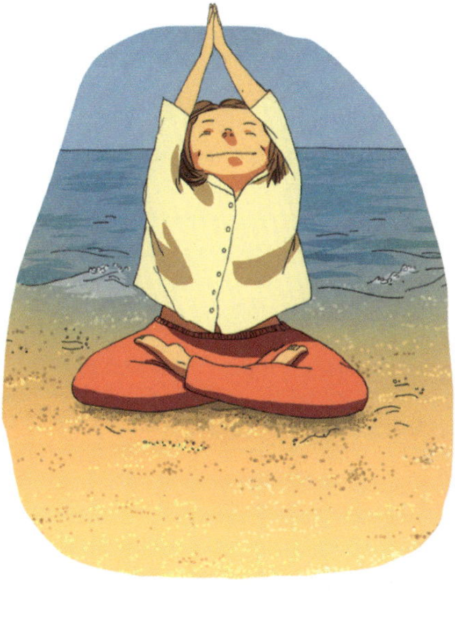

Accédez aux bonus liés à ce titre en suivant la démarche suivante :

Rendez-vous sur notre site : www.editions-tlp.fr
Cliquez sur l'onglet «Club des lecteurs»
Choisissez le titre de ce livre
tapez le code suivant : 1947

ISBN-13 : 978-2-36483-007-3

Achevé d'imprimer en Europe en septembre 2011
Dépôt légal : octobre 2011

Création graphique : Sébastien Gauvin http://sebastiengauvin.ultra-book.com/
Recherche iconographique : Séverine Le Goff http://slegoff.e-monsite.com/

Sommaire

Avant-propos

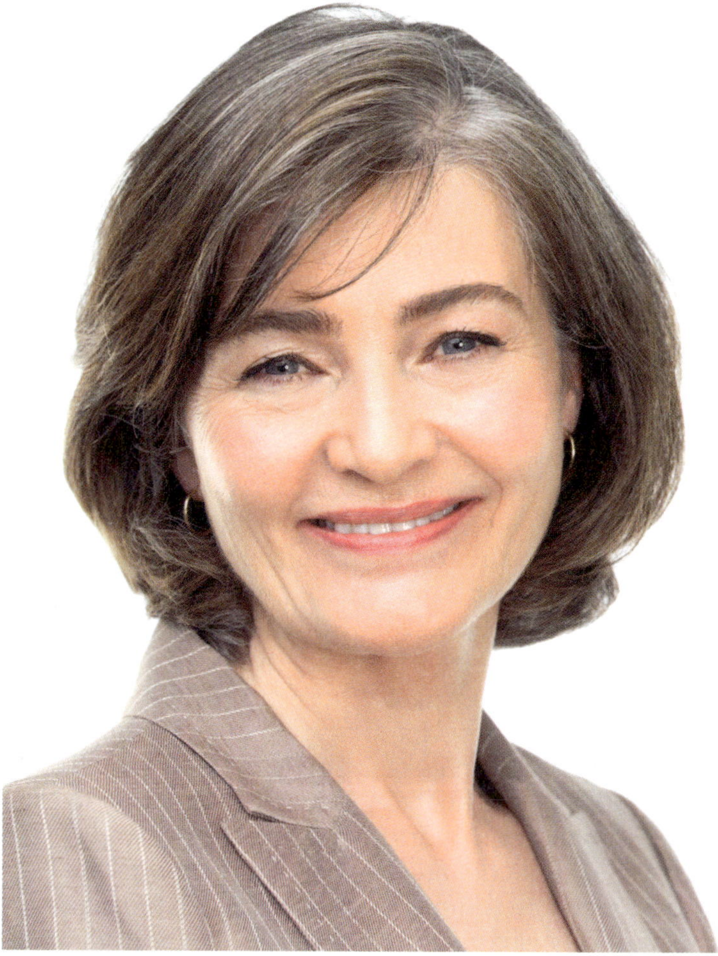

Les années passent sans que l'on s'en rende clairement compte. Et puis un jour comme un autre, on constate que l'accumulation de certains détails font que l'on n'est plus « comme avant », que l'on est en train de prendre le chemin du vieillissement.
Si vous êtes une de ces femmes de caractère prêtes à faire quelque chose pour vous-même, résolue à ne pas vous laisser aller, lisez ce livre qui vous aidera à franchir les obstacles pour vous épanouir dans une vie plus dynamique et enrichissante.
Après la cinquantaine, les règles du jeu se brouillent et chacune d'entre nous a intérêt à jouer sa propre musique. Ici, vous trouverez nombre de conseils concernant la qualité de vie. Concept qui ne peut pas avoir de définition formelle puisque chacune à la sienne. Pour l'une, la priorité est la famille ; pour l'autre, le travail ; pour une autre encore, la culture et un loisir, comme la peinture.
Chacune d'entre nous, un jour ou l'autre, se sent en perte de contrôle sur son corps, donc en perte d'image. On se sent coincée et solitaire, tuée par la fatigue, déconsidérée.
Chacune se fabrique sa qualité de vie, et il faut commencer par se prendre en main soi-même, c'est-à-dire penser un peu plus à soi. Les femmes sont généralement altruistes : les autres passent avant elles. Ou alors, c'est une façon de se rassurer : « On ne peut se passer de moi. » Faux, il faut revenir à un peu plus d'égoïsme. C'est tout un état d'esprit qu'il faut revoir. Ce livre peut vous y aider.
Chaque médecin vous dira de faire de l'exercice. Soit. Mais ce conseil n'est pas synonyme d'inscription dans une salle de sport pour se livrer à des séances épuisantes qui vous feront plus de mal que de bien. Il y a d'autres moyens de bouger. La performance n'est pas un but. Des activités plus douces

permettent de débloquer efficacement les tensions physiques et psychologiques et de se réconcilier en douceur avec son corps.
Les progrès scientifiques bénéficient à tout le monde, mais la science nous apprend aussi que nous sommes largement conditionnés par nos gènes. Donc inégaux. Cependant, les chromosomes ne font pas tout, nous restons maîtres de ce que nous faisons pour nous-mêmes.
La qualité de vie repose sur des critères tellement personnels qu'elle va souvent se nicher là où on ne l'attend pas. Repos, sophrologie, yoga, reiki, atelier d'art, conférences, rencontres, sorties, tout est bon pour améliorer sa qualité de vie. Insistons sur le fait qu'il faut avoir envie de s'investir dans ce que l'on fait, choisissez donc au mieux de vos goûts. Il n'y a pas de réponses applicables à tout le monde. La plupart d'entre nous consacrent leur vie au travail, à élever les enfants, à résoudre des problèmes, à se défendre contre la maladie. Il n'est donc pas interdit de chercher ailleurs....
À partir de 50 ans, la majorité d'entre nous prend conscience que la vie est courte bien que la longévité ne cesse de croître. Notre date de naissance a perdu toute valeur prédictive parce que notre corps, notre univers mental, notre vie affective et relationnelle sont encore susceptibles d'évoluer. Maîtrisons-les ! Nous disposons d'une réserve physiologique qui nous permet largement de compenser le déclin. Les gens qui « ne font pas leur âge » sont légion et nous en rencontrons tous chaque jour. Ce conflit entre l'âge biologique et l'âge chronologique est particulièrement visible chez les seniors, qui peuvent profiter de techniques médicales de plus en plus sophistiquées. Il convient toujours de se rappeler ces mots : « Vivre longtemps,

oui ! Mais ans quel état ? » Il n'en reste pas moins que le vieillissement recèle bien des secrets qui seront – peut-être – élucidés dans les années à venir.

Pour le reste c'est-à-dire la vie quotidienne, suivez-nous. Nous vous donnerons des pistes à appliquer en fonction des besoins et désirs de chacun.

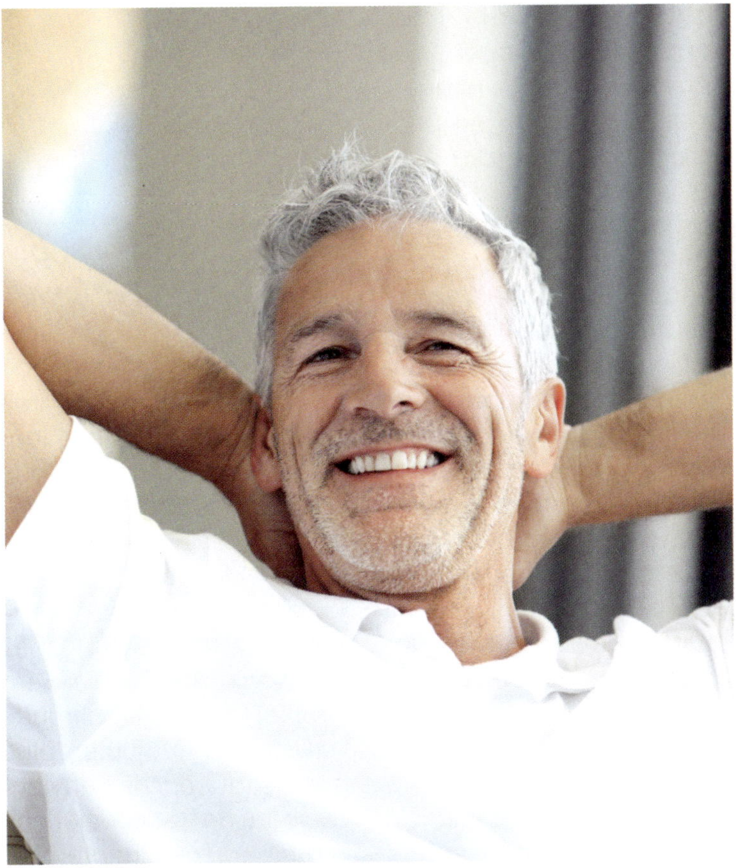

Votre forme : un état d'esprit

Le mot «forme» fait inévitablement penser au mouvement, à l'énergie, à la jeunesse. Mais on peut avoir la forme à tout âge, car le mental y est pour beaucoup. La forme c'est en effet une attitude : la bonne humeur, le sourire, une manière de voir la vie du bon côté, de s'occuper des autres, de continuer à être curieux. Bref, de s'occuper l'esprit, de s'intéresser à ce qui nous entoure et de ne pas se complaire dans la solitude et l'inactivité.

Santé, beauté et forme sont inséparables. Quand les trois éléments sont associés, nous reflétons le dynamisme, la vitalité, la confiance en nous.

Rester réaliste

Tout en restant réaliste, posez-vous la question : qu'avez-vous envie de changer dans votre aspect physique ? Votre morphologie de base ne peut être modifiée. Examinez-vous avec lucidité, notez vos points forts et vos points faibles et fixez-vous des objectifs d'amélioration avec une seule idée en tête : vous faire du bien, sans vous dire que c'est hors de votre portée. Seule compte la motivation.

Il est inutile et dangereux de vouloir faire un maximum d'un jour sur l'autre. L'échec est le plus sûr moyen d'avoir le moral dans les bottes, donc graduez, donnez-vous des

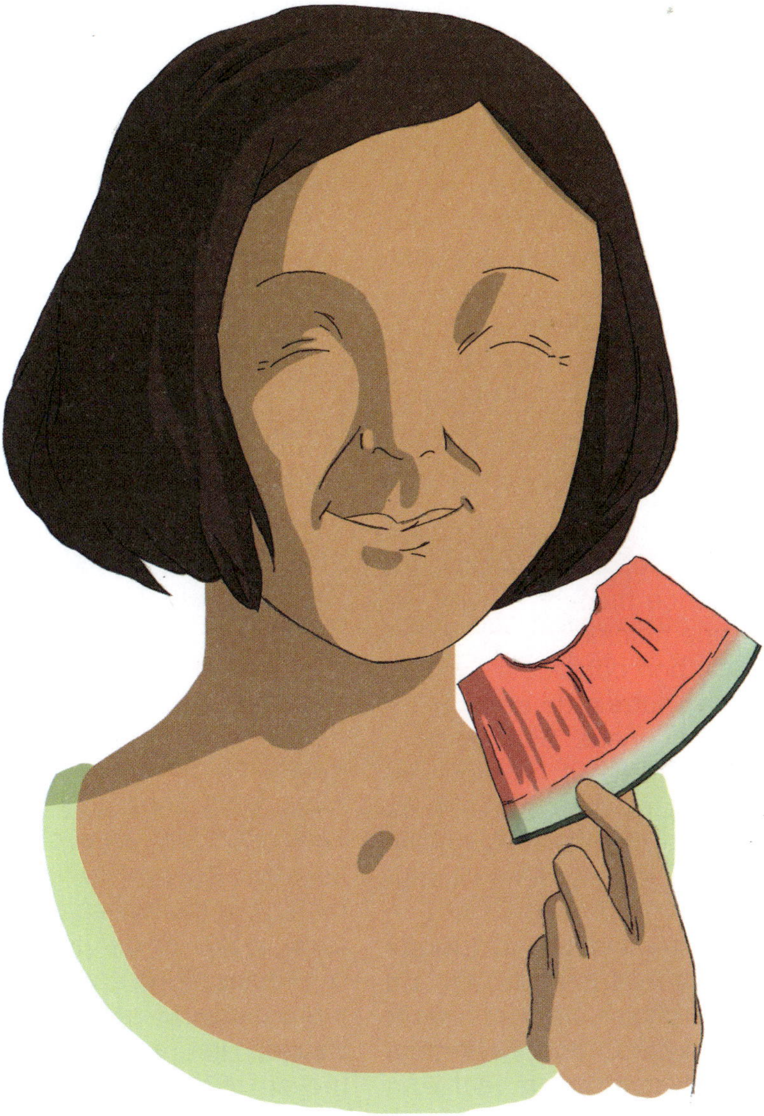

priorités quel que soit votre âge. Chaque petite victoire sur vous-même vous donnera confiance en vous. Vous relèverez la tête et affronterez au mieux le regard des autres. Si le physique va bien, le mental en bénéficie lui aussi. Et vice versa !

Penser à la posture

Il n'y a rien qui vieillisse davantage que de se tenir voûtée. Notre posture détermine l'aspect général de notre corps. On ne paraît jamais à son avantage en se tenant mal, or la plupart des gens ne savent ni se tenir, ni s'asseoir. Si bien qu'à la longue, la forme naturelle du corps se détériore, l'agilité est freinée, les douleurs musculaires s'installent.

Bien se tenir est la chose la plus simple du monde, il suffit d'y penser. De temps en temps, mettez-vous le dos au mur, les bras tendus à l'horizontale, et faites de légers mouvements circulaires des épaules, du poignet et de la main.

Pour combattre le mal de dos, toujours dans la même position, pliez les genoux en faisant basculer le bassin en avant et redressez-vous progressivement. Vous verrez à quel point, avec l'habitude et la régularité, votre corps prendra de bonnes habitudes.

Le sens de l'équilibre accompagne une bonne posture. Faites un test : debout sur une jambe, pliez l'autre et mettez le pied sur la jambe tendue. Les bras sont en l'air, tendus. Fermez les yeux et essayez de garder l'équilibre. Vous oscillez naturellement. C'est en se rééquilibrant que votre corps retrouvera son centre de gravité.

Pensez à votre colonne vertébrale. Quand vous vous baissez pour ramasser un objet ou vous laver les cheveux, pliez toujours les genoux. Tout mouvement vers le bas doit toujours partir des genoux et des hanches. Vous éviterez le mal de dos si fréquent et qui ne fait que s'accentuer avec l'âge.

Le mouvement, pas le sport

« Croyante mais pas pratiquante » dit Anne Roumanoff à propos du sport dans un de ses sketches. La boutade peut très bien s'appliquer ici. Ne parlons pas du sport comme on l'entend habituellement mais plutôt du mouvement, plus réaliste. Des mouvements faciles à intégrer dans la vie quotidienne, et qui permettent d'éviter la prise de poids, les jambes lourdes, l'hypertension, le stress, un mauvais sommeil.

Il s'agit moins d'une nouvelle façon de vivre que d'une nouvelle façon de penser. La beauté concerne chaque parcelle de l'individu. Il suffit de prendre conscience de la façon dont on traite son corps, assis toute la journée devant un ordinateur ou piétinant dans un magasin derrière un comptoir. Chacune d'entre nous peut faire quelque chose et ce qui compte c'est ce que l'on fait aujourd'hui.

Le corps n'est pas fait pour être assis

La journée ordinaire de nombre d'entre nous comporte peu d'exercice, malgré les encouragements des magazines féminins. Inutile de culpabiliser : si on faisait un sondage pour savoir qui exécute réellement tous les exercices qui nous sont proposés, on se rendrait compte que ce ne sont pas ces rubriques qui ont le plus de succès !

Bouger entretient la forme et le bien-être. Essayez : plus on remue, plus on se sent pleine de vigueur. C'est le meilleur moyen de faire fonctionner tout le corps qui est un ensemble travaillant en collaboration : le système musculaire, cardiaque, respiratoire, osseux, nerveux, hormonal. Tous

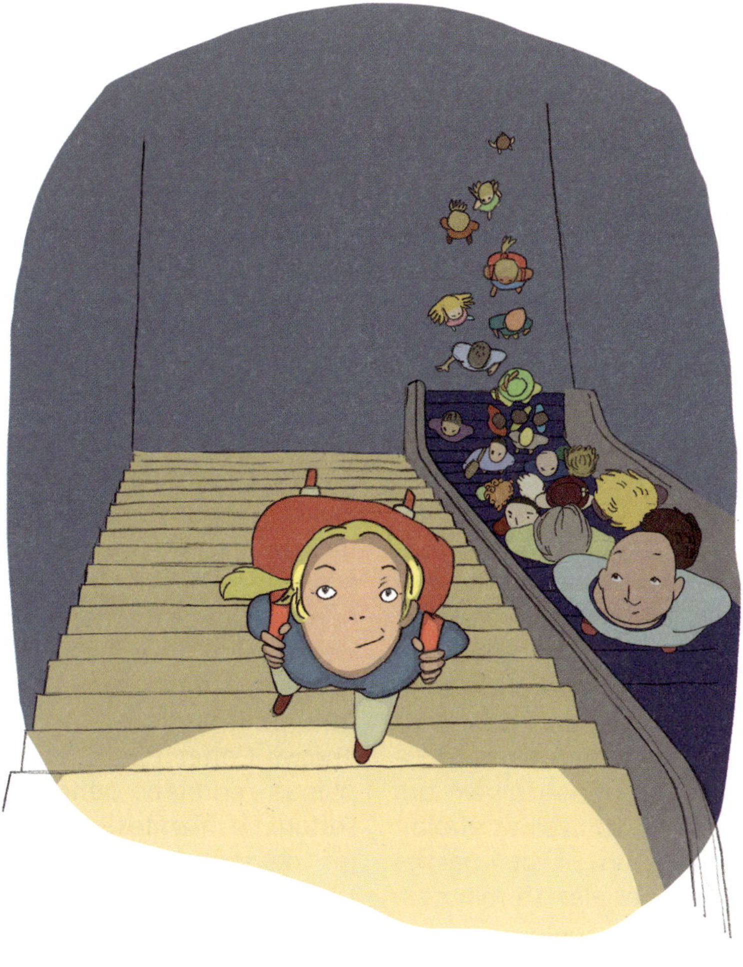

profitent du mouvement. L'inactivité provoque tout le contraire : la fatigue, l'envie de ne rien faire et le stockage d'énergie.
Monter lourdement deux étages ne donne pas l'idée d'une personne active. Le corps est ce que l'on voit en premier. À partir de lui s'établit le jugement des autres et nous donne aussi une idée de nous-même, ce qui peut être encore pire !
Bouger implique de bouder tout ce qui économise l'énergie : les tapis roulants, les ascenseurs, les déplacements en voiture pour les petits trajets.
Le corps humain n'est pas fait pour vivre assis ou couché. Il crie parfois sa souffrance par des tensions douloureuses.
C'est la mode du vélo qui est devenu chic et écolo : profitez-en. Si vous parvenez à pédaler 15 minutes, vous êtes déjà dans un travail de résistance.
Et surtout, marchez, marchez le plus possible. C'est un moyen sûr et efficace d'améliorer la forme physique. Pour que la marche, d'un bon pas, soit efficace, il faut marcher au moins 10 minutes, l'important est la régularité. Fixez-vous un objectif quotidien et faites tout ce que vous pouvez pour vous y tenir. Même léger, le mouvement permet aussi de mieux dormir et, d'une manière générale, d'être mieux dans sa peau.

L'humeur s'en ressent

Ces petits exercices pratiqués régulièrement portent leurs fruits. Psychologiquement les bénéfices sont immédiats : on est content de soi et l'humeur s'en ressent. C'est même motivant pour continuer ou entreprendre autre chose. L'effet des endorphines secrétées pendant l'effort se manifeste dans les petites choses de la vie, les repas, la présence d'amis, la lecture, etc.
Bouger est le meilleur antidote du stress et permet de mieux appréhender les situations difficiles quand elles

se présentent. Personne ne peut échapper au stress, mais chacun peut apprendre à ne pas se laisser envahir. Toutes les études démontrent que l'exercice obtient les meilleurs résultats sur l'anxiété. Aussi certains médecins n'hésitent-ils pas à dire que le mouvement est comparable à un médicament.

Relax !

N'ayez pas peur du mot « relaxation » qui évoque la déconnection dans des positions bizarres. Il s'agit simplement de s'asseoir confortablement, le dos droit, les épaules abaissées, de fermer les yeux en détendant tout le visage et en desserrant la mâchoire. Faites 5 longues inspirations suivies d'expirations et reprenez votre souffle. C'est en prolongeant l'expiration qu'on se détend et si des bâillements se produisent ne les retenez pas : ils sont le signe du processus de détente. Cet exercice de relaxation ne demande que quelques minutes, après quoi relâchez votre corps et étirez-vous.

Les odeurs sont aussi un moyen très agréable de se relaxer. Pensez aux huiles essentielles qui permettent de dégager les voies respiratoires et de stimuler l'irrigation sanguine et les cellules cérébrales

Tout le monde connaît les bâtonnets d'encens au santal, les bougies odorantes, les herbes

Retrouvez des exercices de gymnastique faciles à mettre en œuvre sur notre site en ligne, www.editions-tlp.fr / club des lecteurs / code : 1947

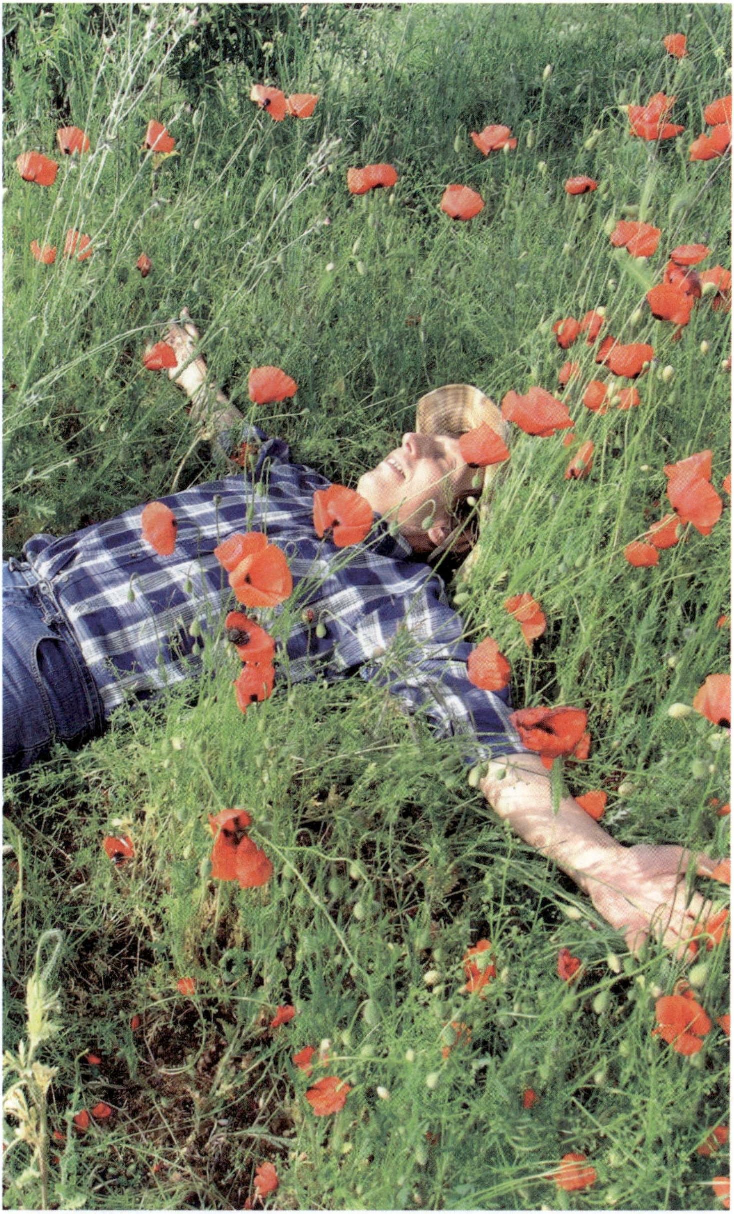

aromatiques, les essences de fleurs que l'on peut mettre dans le bain. Tout cela est pratique et peu cher.
Ou encore, achetez-vous deux ou trois balles de tennis et, étendue sur le sol, placez-les sous les épaules. Expirez lentement, soulevez le bassin en vous appuyant sur les coudes et inspirez. Par un mouvement du dos, faites rouler légèrement les balles vers l'avant et l'arrière. Reposez-vous. Les effets sont comparables à ceux d'un massage.

Toutes les mauvaises raisons pour éviter de bouger

• Je n'en ai pas envie

Nul ne vous contraint, mais vous devez savoir que l'absence de mouvement est un facteur indéniable de l'accélération du vieillissement. Et n'est-il pas dommage de ne pas maintenir au top ses capacités physiques et intellectuelles ?

• Mon activité quotidienne me suffit

Si vous le dites, c'est peut-être vrai, mais si votre poids et votre humeur indiquent le contraire, revoyez vos convictions.

À chacune de juger

Aujourd'hui, tout le monde est d'avis de dire que la qualité de vie est largement aussi importante que la durée de vie. Si vous dépenser physiquement vous fait du bien, tant mieux. Si cela vous gâche la vie, ne le faites pas. D'ailleurs votre corps sera prompt à réagir pour dire ce qui ne lui convient pas. Tout cela dépend des individus. Ce qui reste essentiel est le plaisir.

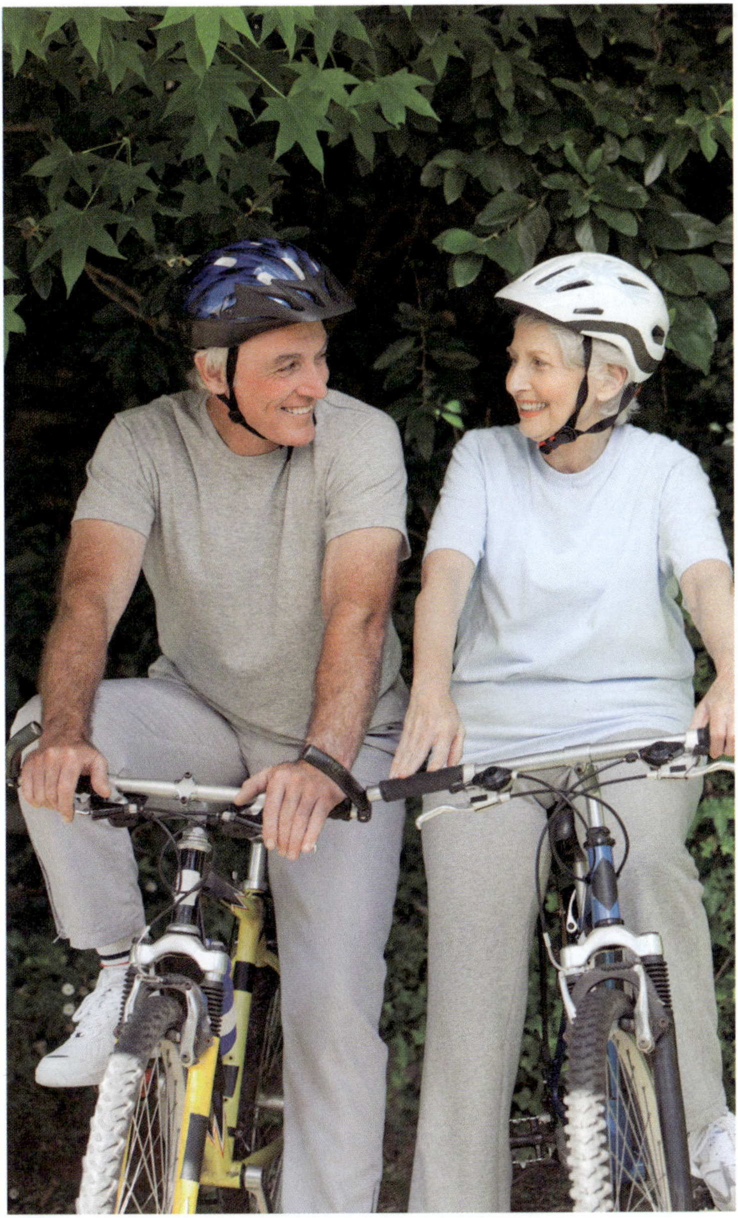

• Je suis tellement fatiguée

En dehors de toute circonstance médicale, cette fatigue a toutes les chances de croître en l'absence de mouvement, car l'inactivité ankylose. Vérifiez d'abord chez le médecin que tout va bien, puis, si c'est le cas, pratiquez par petites touches, surtout sans forcer. Toutefois, il reste évident qu'il faut une certaine détermination.

• Mon genou (ou ma hanche ou ma sciatique…) me fait mal

C'est vrai, bien sûr, et cela doit inciter à se soigner. Mais le mal de dos ou les douleurs articulaires ne sont pas un obstacle à l'exercice physique. Bien au contraire : plus vous renforcerez les muscles, moins vous aurez mal et moins les lésions s'aggraveront. Il n'en reste pas moins qu'on en ressort épuisée.

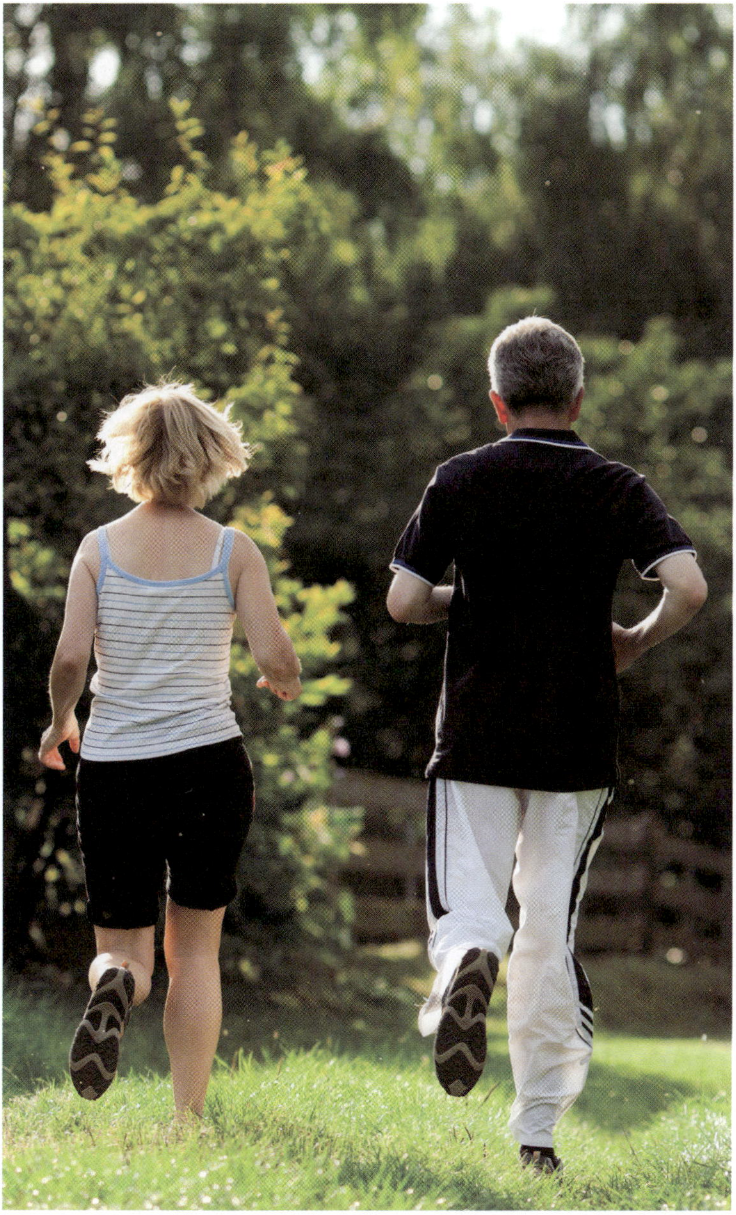

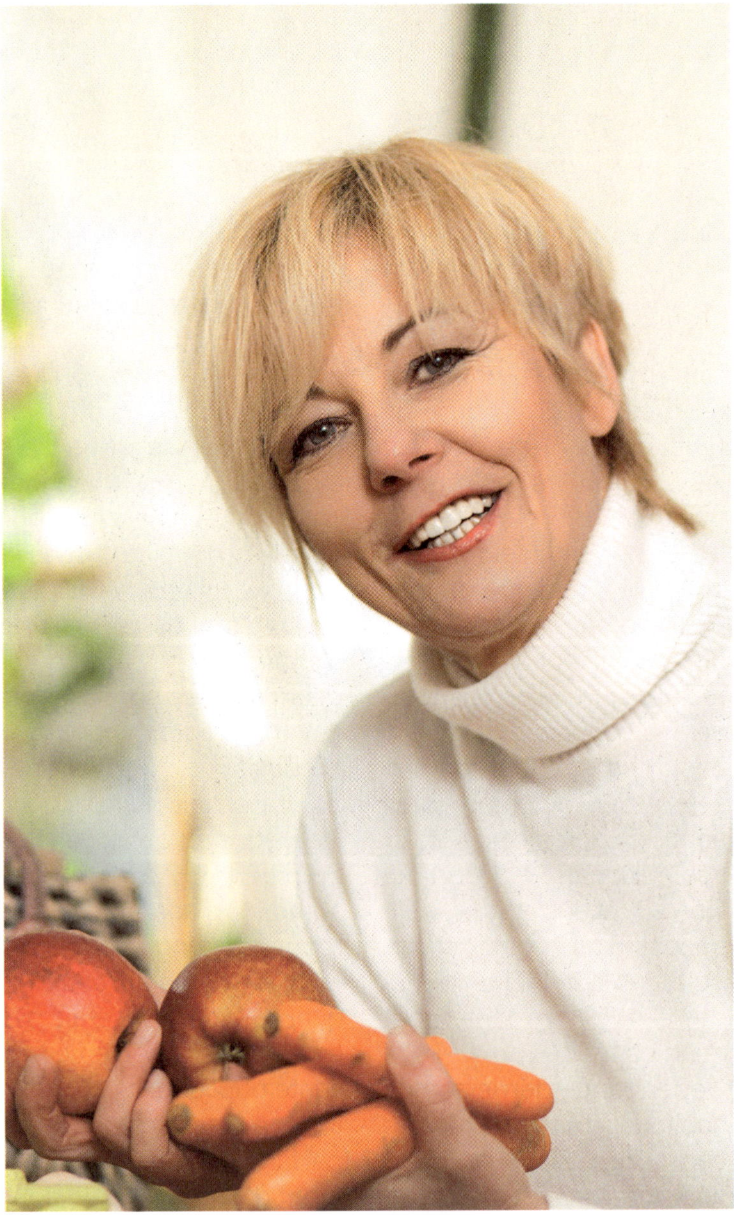

La nutrition

Une bonne nutrition est une arme de choix contre l'excès de radicaux libres qui provoque le vieillissement. Ces molécules produites en quantité croissante en fonction de l'âge oxydent les cellules, les rouillent en quelque sorte, et non qu'elles soient le facteur le plus important impliqué dans le vieillissement (qui est multifactoriel), nous avons au moins le pouvoir d'en modifier les conséquences.

Les plus grands fournisseurs de radicaux libres sont les sucres et les graisses animales. Pourtant, les uns et les autres sont nécessaires et ce n'est pas pour rien que le maître mot de la nutrition contemporaine est « équilibre ».

Cependant, derrière nos habitudes alimentaires se cache tout un monde lié aux coutumes familiales, au rang social et au milieu culturel. L'abondance qui marque notre société dite « de consommation » est également pourvoyeuse d'impératifs restrictifs, de modes diverses, de conseils médicaux, d'exigences esthétiques. Si bien que nous sommes exposés à des tentations multiples, contradictoires et difficiles à harmoniser. Les mangeurs rapides sont à la fête devant l'abondance des propositions, les femmes qui travaillent puisent dans les rayons surgelés ou plats préparés. Il y a pire, nous sommes d'accord. Mais le rapport à la nourriture n'est plus le même qu'autrefois quand l'obésité n'était pas encore un problème de santé publique.

Il n'y a pas d'alimentation parfaite. Il convient simplement d'éviter les privations drastiques et de fuir la monotonie. Une portion alimentaire inférieure à 1500 kcal/jour peut entraîner un amaigrissement et des déficits en vitamines et oligo-éléments préjudiciables à la santé. Les besoins énergétiques varient moins en fonction de l'âge que des activités. Voyez ce qui reste à faire.

Le poids

Nous avons presque toutes envie de mincir. De 16 à 80 ans, nous nous trouvons toujours trop grosses. Mais avant de mincir, il serait bon de savoir pourquoi on a grossi.

De nombreux facteurs sont responsables de la prise de poids et il faut tenir compte que les kilos se prennent sournoisement, petit à petit. Et quand ils sont installés, ils ne se délogent pas facilement. La solution pour les perdre est souvent une question de discipline et de réorganisation des habitudes.

Les conseils pour maigrir ne manquent pas dans les magazines et sont parfois contradictoires. Ils aboutissent à nous désorienter. Comment choisir entre l'hyperprotéiné, le tout-légumes, le jeûne, le régime Hollywood, etc.

Dans les médias, il y a pléthore d'informations sur l'amaigrissement et, chaque année, apparaissent un ou deux nouveaux régimes. Comment s'y retrouver et à qui faire confiance ? Le corps, en effet, ne « comprend » pas les régimes et la privation. Des régimes trop stricts peuvent aboutir à l'inverse du résultat recherché. Mangez de tout en petite quantité. Nous allons nous en tenir au plus sûr et au plus classique.

Le temps de mincir

Feu vert

L'huile d'olive : fait baisser le cholestérol mais on a tellement vanté ses mérites que l'on oublie qu'elle est aussi calorique que les autres

L'huile de noix, tournesol, maïs, colza, arachide, margarines et huiles de poisson protègent le système cardiovasculaire et sont essentielles au développement cérébral et psychomoteur.

Fruits et légumes, céréales, pain complet, légumineuses, soja, ail, oignon : les fibres qui constituent l'enveloppe des fruits et légumes sont des hydrates de carbone qui ne peuvent être digérés et n'ont aucune valeur nutritive mais elles facilitent le transit intestinal et permettent de lutter contre la prise de poids.

Aliments les plus riches en fibres : le son (44 %), les céréales (26 %), les abricots secs (24 %), les pruneaux (16 %). Parmi les légumes, le chou cru (3,4 %) et les petits pois (5,2 %).

Feu orange

Charcuteries, lait entier, fromages, beurre et œufs, crèmes glacées.

Feu rouge

Sauces, graisses cuites, fritures, beignets, croquettes, nuggets pâtisseries et viennoiseries.

Ne pas associer dans un même repas viande et fromage.

Pense-bête

- *Charcuteries : 1 fois par semaine*
- *Viandes : minimum 3 fois par semaine et volailles sans la peau*
- *Poisson : 1 à 3 fois par semaine*
- *Frites et chips : 1 fois par semaine*
- *Œufs : 2 à 4 par semaine*
- *Fromage : tous les jours en petite quantité*
- *Produits laitiers : 2 yaourts par jour*
- *Beurre : 15 à 20 gr par jour*
- *Faites de tout aliment des portions raisonnables, la quantité est aussi importante que la qualité*

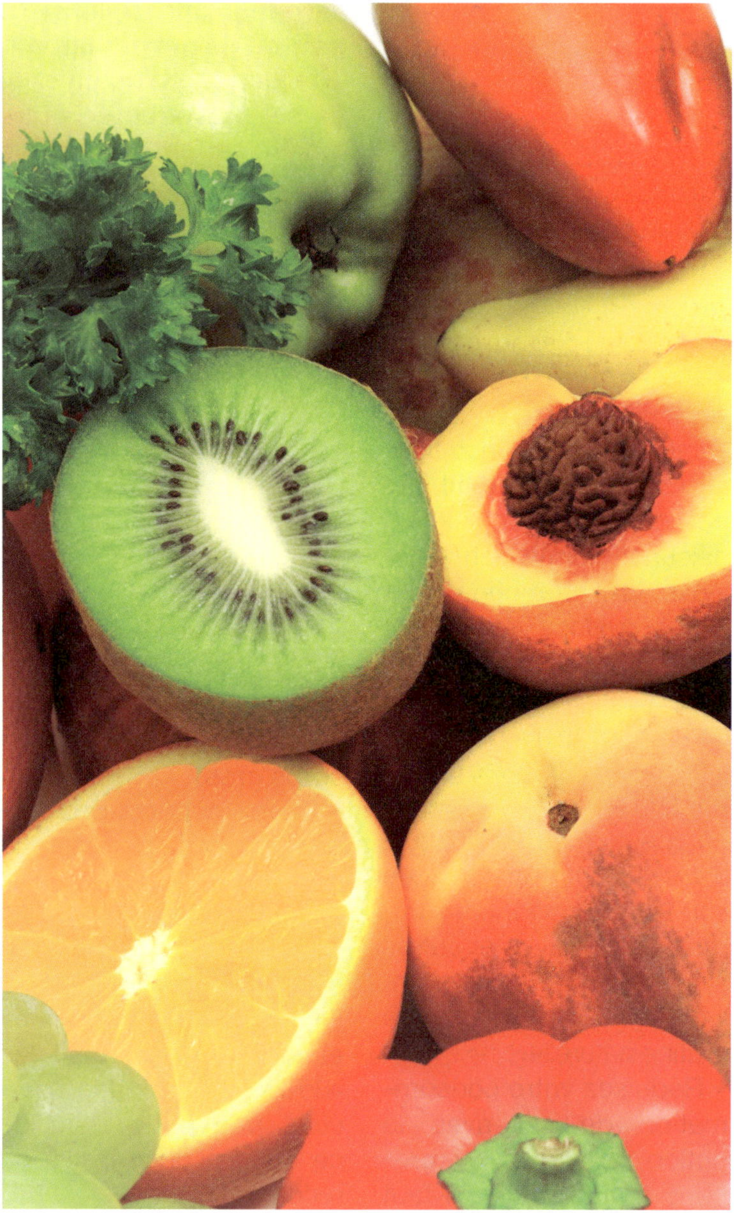

Boissons : eau, thé vert à volonté ; vin en petite quantité.

Principes de base

Voici quelques principes d'une alimentation santé à avoir toujours présents à l'esprit :

• Prenez du plaisir à manger et répartissez correctement vos repas quotidiens. La plupart des nutritionnistes recommandent un petit-déjeuner copieux, un déjeuner normal, un dîner léger. Tout le monde n'est pas convaincu de l'intérêt de faire trois repas par jour. Ainsi quand on a 8 heures de sommeil et 16 heures d'activité et qu'on se laisse guider par son horloge biologique, on peut manger jusqu'à 5 fois par jour. Mais quel que soit votre rythme, consommez les protéines et autres aliments nourrissants avant 14 heures. Découvrez votre routine naturelle.

• Réduisez votre consommation de sel avec la notion que nous en prenons toujours trop. Il faut savoir qu'une cuillerée à café de sel retient environ 70 fois son poids en eau. Le sel provoque en outre de l'hypertension et des ballonnements.

• Supprimez autant que possible de votre alimentation le sucre raffiné, de même que la farine, à remplacer par des farines complètes.

• Rattrapez sans tarder un excès. Un repas trop riche à midi, un potage le soir. Supprimez le dessert après un repas riche en féculents.

• Dînez tôt si possible pour que la digestion ne gêne pas le sommeil.

• Équilibrez l'apport de corps gras.

• Buvez beaucoup d'eau. La modération reste la règle en ce qui concerne l'alcool. Oubliez les boissons sucrées, meurtrières pour la santé et la ligne

• Lisez soigneusement les étiquettes concernant les additifs. Au besoin, fabriquez-vous une petite liste de ce qui est déconseillé ou recommandé.

Les additifs

• Les antioxydants E 311 et 321 sont potentiellement toxiques ;
• Les additifs E330, 407 et 450 sont tolérés ;
• Les additifs E102, 110, 120, 123, 124 et 127 et E211, 220, 225, 230, 250 et 251 sont sans aucun risque.

Manger moins pour vivre plus

La nouvelle fit beaucoup de bruit dans les médias pendant les années 1970 quand le Californien Roy Walford publia un régime hypocalorique censé garantir une longue vie qui fut un succès. Ce régime consiste à consommer la totalité des éléments nutritifs y compris vitamines et oligo-éléments, avec le taux calorique le plus bas. Ce régime doit entraîner un amaigrissement de 10 à 25 % du poids de référence (poids à 25 ans). La restriction calorique à vie n'est pas très enthousiasmante, mais elle est incontestablement un bénéfice pour l'état général et le système cardiovasculaire. Si aux États-Unis, la méthode a fait de nombreux adeptes, mais elle n'a pas eu le même succès en France, pays où l'on aime manger, et où l'on a trouvé que le gain espéré n'est peut-être pas à la hauteur des privations exigées. Les Français, semble-il, n'ont pas de dispositions ascétiques !

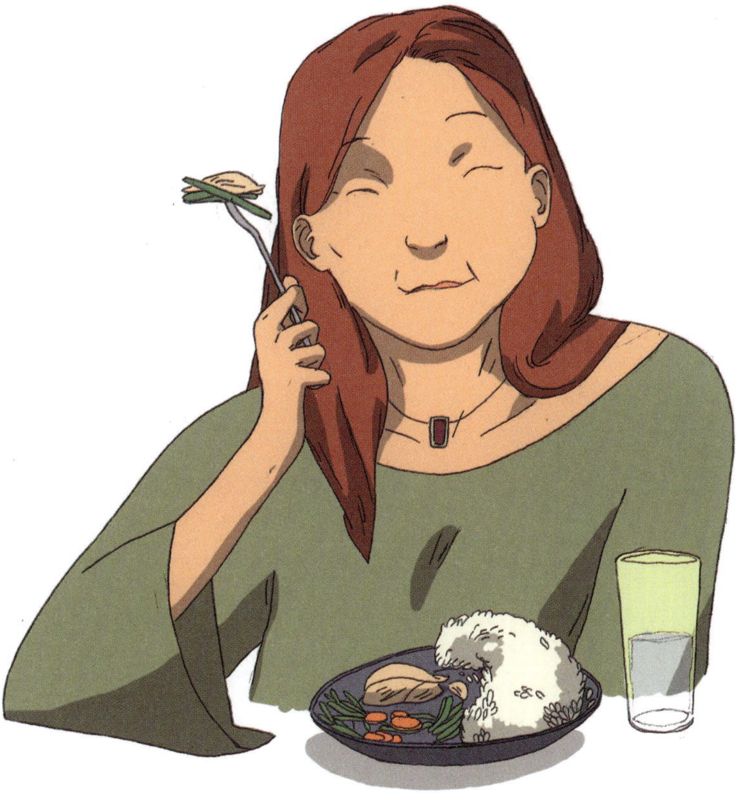

Le régime longévité

Quel que soit le régime choisi, s'il déclare favoriser la longévité, vous y trouverez toujours les mêmes conseils :

- Peu de viande ;
- Peu de sucres ;
- Des acides gras indispensables ;
- Des polyphénols en quantité grâce aux fruits ou au thé ;
- Beaucoup de légumes verts, de légumes secs et de céréales.

Mission détox

Au fil des années, le métabolisme se ralentit et plus il ralentit son rythme, moins il consomme d'énergie, moins il brûle de graisses et plus il les stocke en réserve ainsi que les sucres. Ainsi, le dérèglement hormonal, le mauvais fonctionnement du pancréas (sucres), l'engorgement du foie et de la vésicule biliaire sont souvent à l'origine de la prise de poids.

Avant de maigrir durablement, la première des choses à faire est de désintoxiquer l'ensemble. Sans médicaments mais avec des tisanes (pissenlit, piloselle, chiendent, sauge, verveine bigaradier, citronnelle, queues de cerises), des bouillons, des jus de fruits sans sucre, du thé vert, de l'eau. Adoptez une alimentation modérée et saine : beaucoup de végétaux et des fruits, des crudités qui contiennent de l'eau et beaucoup de vitamines et minéraux indispensables à l'équilibre organique. Ne vous jetez pas sur le pain et, au restaurant, ne prenez qu'un seul plat. Tout cela peut paraître un peu naïf mais ce bon sens marche. Si vous en faites l'expérience, vous verrez à quel point au bout de quelques jours on se sent légère, en pleine possession de ses moyens et le teint plus clair. Encore faut-il prendre la précaution de s'assurer que l'on est en bonne santé auprès d'un médecin.

Si vous préférez être encadré, certains établissements thermaux (La Roche Posay par exemple) proposent de courtes cures permettant d'éliminer les toxines accumulées en y ajoutant les soins classiques du thermalisme.

Les antioxydants et polyphénols

Depuis quelques années, on parle beaucoup des antioxydants que l'on trouve dans de très nombreux cosmétiques.

Ces substances antirouille cellulaire existent aussi dans l'alimentation et il serait bête de s'en priver :

La vitamine E a un rôle préventif sur l'apparition des maladies cardiovasculaires et des pathologies liées à l'âge, certains cancers (prostate), la dégénérescence maculaire (œil), la maladie de Parkinson, la maladie d'Alzheimer. On la trouve dans les légumes verts, les huiles végétales, le beurre, le lait, la viande, les tripes, le jaune d'œuf, le cresson de fontaine, les produits à base de graines de céréales.

La vitamine C dynamise le système immunitaire, rend l'organisme plus résistant au stress et moins vulnérable aux affections telles la grippe, les gingivites et les douleurs articulaires. On la trouve dans les pommes de terre, les poivrons, les choux, les agrumes, la salade, le persil, les fruits de l'églantier, le raifort, le cresson.

Le sélénium est un oligo-élément qui ne détruit pas les radicaux libres mais active le système capables de le faire. On le trouve en pharmacie dans des préparations qui l'associent aux vitamines.

La vitamine A, associée à la vitamine E, protège les membranes cellulaires contre les radicaux libres. On la trouve dans les choux, les brocolis, les épinards.

Les polyphénols : ces substances produites en petite quantité par les plantes, les fleurs et les fruits, auraient des propriétés anti-inflammatoires, antivirales, antiathéromateuses et anti-cancer, tout cela découlant de leur puissante activité antioxydante. On connaît mieux ces substances depuis que l'on sait que le vin rouge en contient et qu'il participe ainsi au « paradoxe français », c'est-à-dire une mortalité cardiovasculaire relativement peu élevée par rapport à ce qu'elle pourrait être dans un pays où la gastronomie n'est pas forcément synonyme de diététique. Il y en a également dans le thé, les oignons, les pommes de terre, les myrtilles, les cassis, les cerises et bien sûr, le raisin, l'ail, l'oignon, les échalotes, les poireaux et enfin, le chocolat.

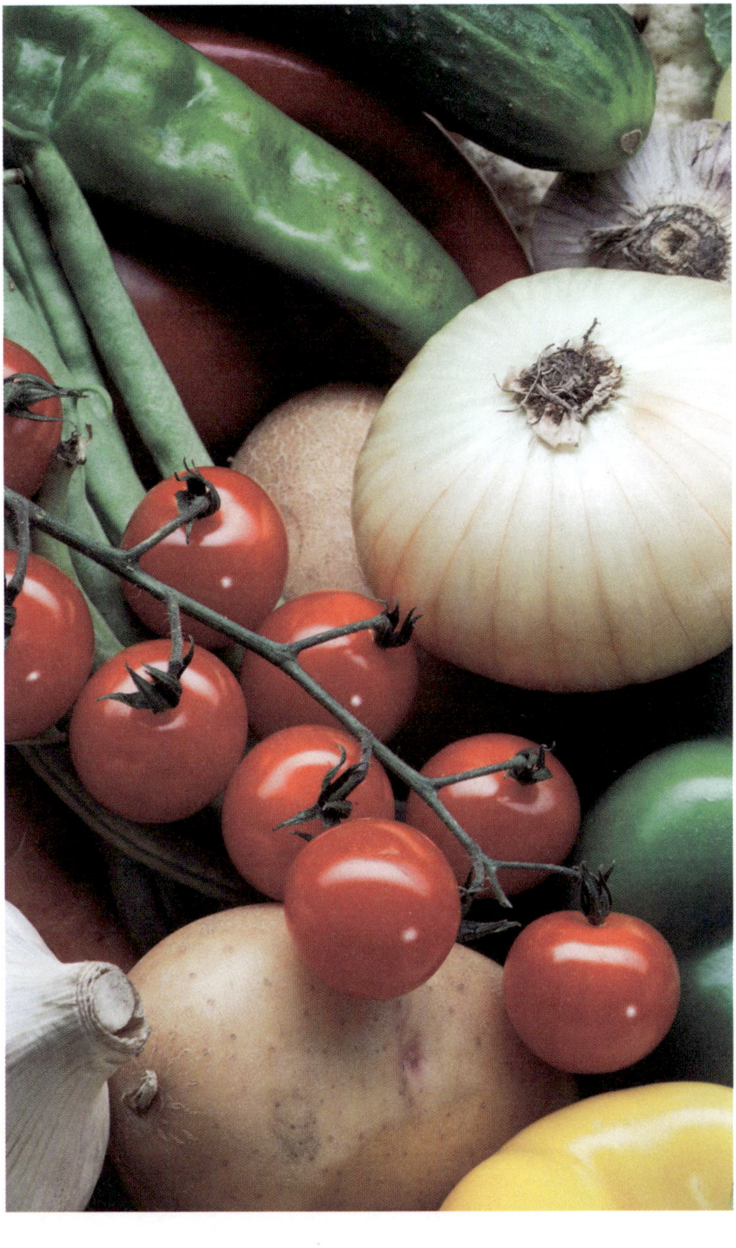

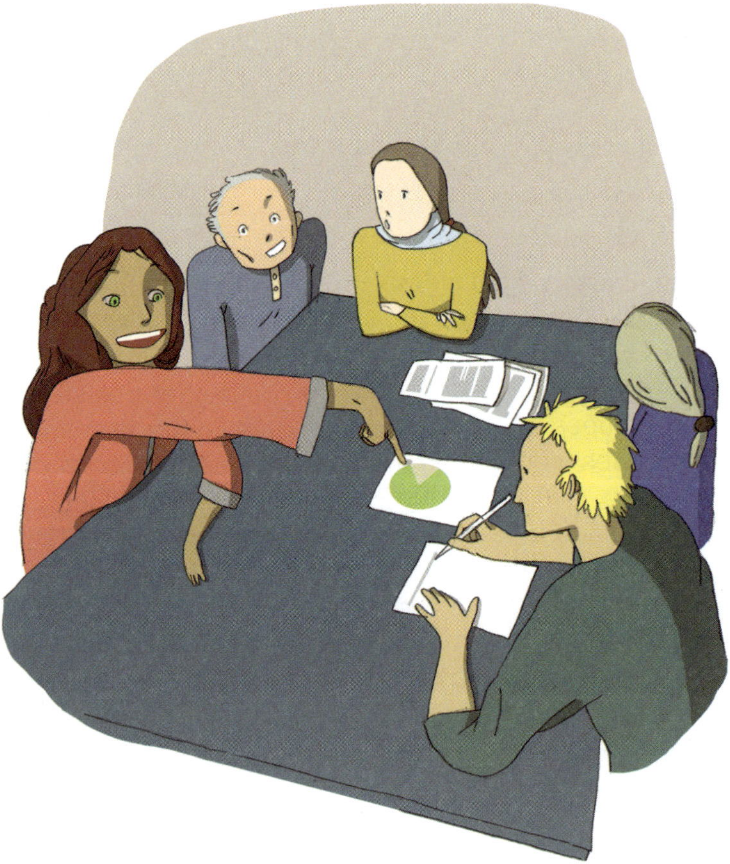

Le style et la qualité de vie

Les chemins du bien-être

Jetez un coup d'œil autour de vous. Vous distinguerez assez vite des personnes qui semblent naturellement douées pour le bonheur. Elles sont gaies et donnent le sentiment d'être toujours satisfaites, alors qu'à l'autre extrême, il existe des personnes qui se plaignent constamment et font fuir tout le monde.

Nous savons bien que nous conservons toute notre vie nos personnalités, cependant les temps changent.

Il y a encore peu, la notion de plaisir passait après les préoccupations de santé et de niveau de vie. De nos jours domine la menace du chômage. Néanmoins, les progrès sociaux et médicaux associés à l'évolution des mentalités ont transformé l'approche du bien-être.

Les maladies, la dépression ou le stress existeront toujours, mais la manière de les envisager n'est plus la même. À juste titre, on n'a jamais autant entendu parler de « qualité de vie » et chacun la recherche à sa manière, en s'informant, comme ici en lisant ce livre ou au sein d'une association. Pour améliorer sa qualité de vie, on se tourne désormais plus volontiers vers l'exercice, les loisirs, qui sont proposés gratuitement dans toutes les municipalités. La maturité est alors une alliée car elle permet d'apprendre la juste

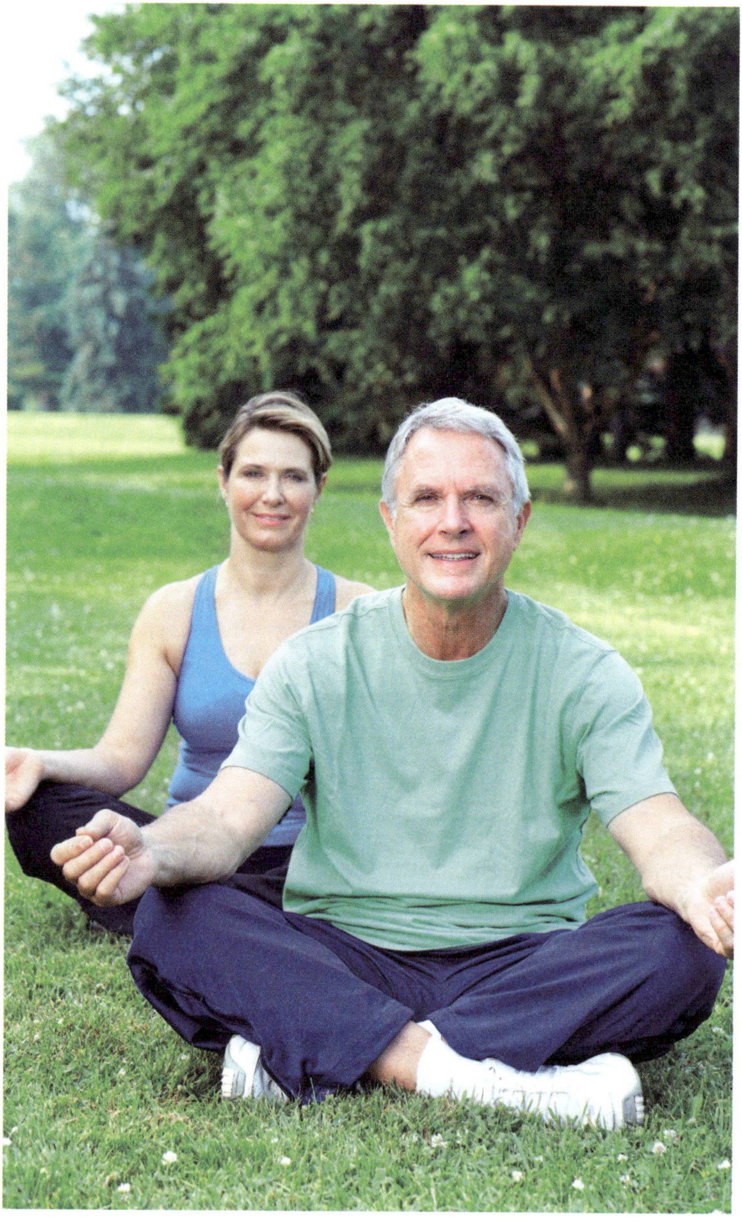

valeur des choses. Celles qui ont fait l'expérience d'une maladie ou d'un accident le savent bien.
Nous devons nous construire une manière de résister aux aléas quotidiens. Personne ne peut le faire à notre place, et chacun doit trouver une façon de se dire chaque jour que c'est beau d'être vivant.

Le stress

Tout le monde est angoissé, même les retraités qui, en tout état de cause, devraient être plus paisibles. Tout le monde considère le stress comme un problème inévitable de la vie moderne, qu'il s'agisse de la mère de famille ou de l'employée de bureau. Toute situation jugée physiquement, psychologiquement ou émotionnellement difficile peut engendrer un stress et les occasions ne manquent pas : un entretien d'embauche, prendre la parole en public, une fuite d'eau ou une remarque maladroite de la part d'un proche, etc. Tout dépend de votre personnalité : ce qui va vous toucher, vous, ne fera strictement rien à un autre.
Les effets du stress sont multiples. Ils englobent d'abord tous les petits mal-être comme la fatigue, les troubles du sommeil, la nervosité, les ballonnements, les diarrhées. Les intestins souffrent et le cœur aussi. Plusieurs maladies de peau sont plus ou moins aggravées par le stress, c'est le cas du psoriasis et de l'eczéma.
Lorsque survient un stress, l'organisme se met instinctivement en mode de mobilisation générale contrôlée par le système nerveux et les glandes endocrines. Les glandes surrénales, qui en font partie, libèrent de l'adrénaline. Celle-ci permet, en partie, au corps de réagir et de faire fonctionner très rapidement le cerveau, afin de décider si on va affronter la situation ou la fuir. C'est une phase bénéfique. Les

réactions de stress agissent comme stimulant afin que l'organisme réagisse à la situation. Une fois l'événement réglé, la réaction de détente s'enclenche.
C'est quand ces mécanismes de réaction fonctionnent en permanence que l'organisme s'épuise. Mais les victimes de ce stress chronique n'en sont pas toujours conscientes et adoptent des comportements de compensation : alcool, drogue, isolement, boulimie, excès de toutes sortes.

Stress et maladies

Le stress seul cause rarement une maladie grave, mais il peut jouer un rôle néfaste et participer à plusieurs d'entre elles : l'hypertension, les maladies cardiovasculaires, le diabète de type 2, les ulcères gastriques et les brûlures d'estomac, l'asthme, la fatigue chronique, la fibromyalgie, la migraine, la colite ulcéreuse, l'obésité. Chez les femmes, le stress peut être responsable d'arrêts de menstruations. Et chez tout le monde, le stress peut engendrer des problèmes de santé mentale : anxiété, crises de panique, phobies, troubles de l'alimentation, inquiétude, agitation, difficultés de concentration, crises de larmes, incapacité à se détendre.
Les conséquences physiques sont encore plus nombreuses : hypersudation, tension musculaire, sécheresse buccale, estomac noué, maux de tête, respiration rapide, sensation d'étouffement, nausées et tremblements, troubles du sommeil, troubles de la digestion, etc.
Ne vous hâtez donc pas d'attribuer ces signes à une maladie et examinez d'abord votre mode de vie et les stress auxquels vous êtes soumis.

Dépasser ses limites

Tous les stress ne sont pas nécessairement mauvais, les stress positifs nous maintiennent en éveil, nous stimulent et nous forcent à réagir. Il n'y a pas de réponse automatique et codifiée au stress, tout dépend de l'individu et de la manière dont l'événement est vécu.

Après 50 ans, les stress quotidiens sont plus récurrents : maladies, soucis financiers, conflits avec les enfants adultes ou parents âgés, problèmes de tout ordre que tout le monde rencontre, mais qui sont vécus d'une autre manière et finalement mieux que par les personnes plus jeunes, qui sont parfois moins rationnelles et moins expérimentées.

La fatigue des stressés

Si les sources de stress s'éternisent, les mécanismes d'adaptation s'effondrent, usant la résistance du stressé.

Il faudrait riposter soit par la fuite, soit par l'affrontement. C'est loin d'être toujours possible. Au lieu de laisser exploser une bonne colère, nous la ravalons, et si cette situation se présente trop souvent s'installe le stress permanent.

Il y a bien des causes à la fatigue créée par le stress : le bruit et l'agitation des grandes villes, les embouteillages, l'activité professionnelle intense qui conduit au surmenage, la vie privée et ses conflits et toute une masse de petites choses qui atteignent notamment les femmes dans leur vie quotidienne très chargée.

Les animaux aussi

Le stress n'est pas à prendre à la légère. Les animaux aussi y sont sensibles. Lors d'un stress occasionnel, un conflit (luttes hiérarchiques), une frustration (une séparation), un traumatisme (une blessure ou une agression), l'animal devient d'abord anxieux, ses fonctions digestives sont perturbées, il mange ou boit trop, se replie sur lui-même, cesse de s'alimenter ou d'être propre.

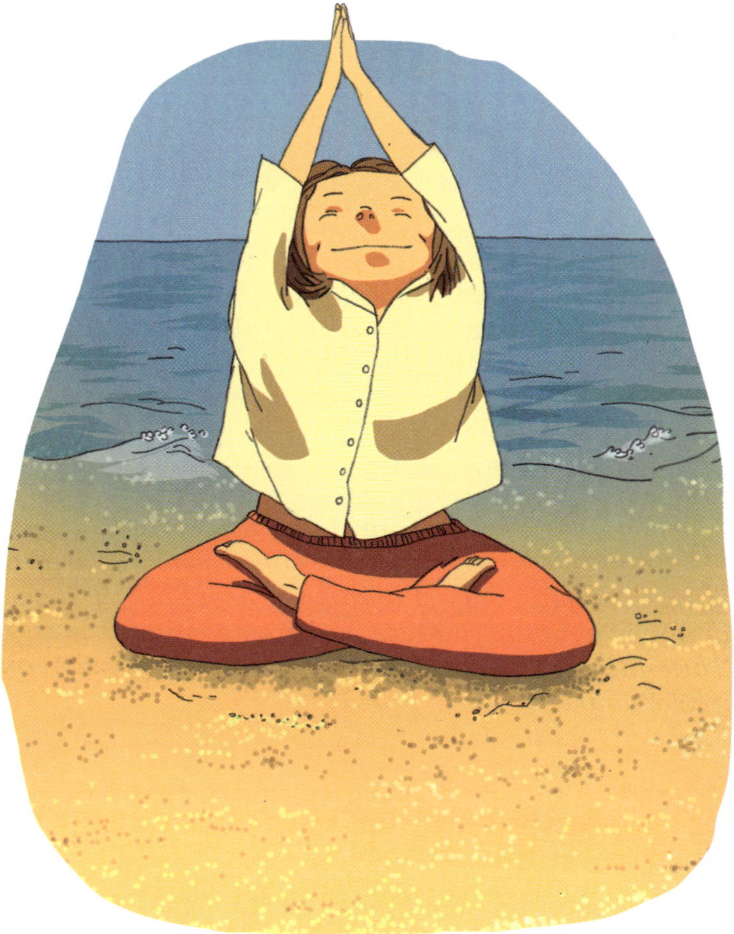

Les seniors et le stress

Ils s'en sortent plutôt bien car leur expérience leur permet de choisir le comportement le plus adapté à la situation.
Il leur arrive d'ailleurs d'être un soutien pour les autres.
Les seniors sont aussi mieux capables que les plus jeunes de gérer leur stress, ils se laisseront moins tenter en outre par des solutions inadaptées comme la passivité, la fuite, l'alcool ou les drogues.

Conseils pratiques

- *Réorganisez votre temps ;*
- *Identifiez les facteurs de stress pour mieux les éviter et mettre en place des moyens pour en atténuer les conséquences ;*
- *Ne refusez pas de vous faire aider, de communiquer avec les autres, n'hésitez pas à consulter quand le stress génère anxiété ou angoisse ;*
- *Cultivez l'amitié qui est un rouage essentiel du dispositif anti-stress et qui permet de parler en confiance ;*
- *N'attendez pas d'être épuisé pour réagir (pression au travail, harcèlement) ;*
- *Corrigez éventuellement ce que vous vous imposez.*
Exemple : je « dois » réussir ceci ou cela. Est-ce vraiment capital ? Demandez-vous ce que ça changera en cas d'échec ;
- *Respectez vos besoins de sommeil ;*
- *Évitez les excitants : alcool, café, tabac ;*
- *Apprenez à dire non fermement et ne vous laissez pas envahir ;*
- *Faites-vous plaisir au moins une fois par jour.*

Des solutions peu nombreuses

D'abord identifier le stress : combattre un ennemi inconnu n'est pas facile ! Ensuite, soit l'éviter, soit l'affronter. Dans ce dernier cas, mieux vaut se ménager dans la journée des périodes de calme car il n'existe pas véritablement de médicaments anti-stress, sauf si celui-ci se transforme en anxiété ou en crise d'angoisse. Pour décompresser, on peut faire appel à une technique de détente ou de relaxation : yoga, sophrologie, sauna, massages.

La meilleure des solutions reste cependant la thérapie comportementale qui enseigne comment faire face à des situations difficiles ou encore la psychothérapie.

La dépression

C'est un cercle vicieux : on s'ennuie, on glisse, on ne fait plus de projets faute d'intérêt pour quoi que ce soit. Ce manque d'intérêt est d'ailleurs un des signes majeurs de la dépression et tout ce que l'on dit autour de vous n'y change rien. Bien au contraire, le dépressif se sent encore plus inutile et culpabilise.

Qui donnera une définition de la dépression ? D'innombrables classifications ont été proposées. Ce n'est ni une vraie maladie mentale, ni une maladie imaginaire mais c'est une vraie maladie quand même. Elle est discrète, se fait sentir de manière subtile, sans démonstrations spectaculaires. Si son statut de maladie ne soulève aucune objection, cet état est dépourvu de toute spécificité car les symptômes sont d'une diversité étonnante : humeur triste, douleur morale, anxiété, angoisse, agitation ou tension nerveuse, fatigue, léthargie, oppression, inhibition, ralentissement de la pensée et de l'action, incapacité à ressentir un plaisir ou une émotion, dévalorisation de soi.

D'autres perturbations peuvent aussi se manifester :

voix éteinte, visage terne, démarche lourde, troubles du sommeil, réveil précoce, anorexie, dégoût de la nourriture, désintérêt pour la sexualité, vertiges, tremblements, maux de tête et l'on en oublie.

Différentes manières d'être dépressif

Classiquement, on distingue plusieurs types de dépressions :

- Le plus courant comprend les dépressions dont la cause peut être totalement ou en partie identifiée : perte d'un travail, d'une personne proche, séparation ou divorce, etc.
- Les dépressions endogènes dont la cause est imprécise, qui peuvent durer des mois mais sur lesquelles les antidépresseurs peuvent donner de bons résultats ;
- Les dépressions de cause hormonale : le taux de concentration des hormones a des effets indiscutables sur les femmes en certaines périodes de leur vie, avant les règles, après la grossesse, lors de la ménopause.

Si la dépression se diffuse dans tous les pays, c'est que les mœurs ont subi une grande transformation qui suscite des désarrois. C'est une « pathologie du changement » et non de la misère économique et sociale, comme l'écrit Alain Ehrenberg dans *la Fatigue d'être soi* (éditions Odile Jacob).

L'ampleur actuelle du stress en fait un problème de santé publique qui ira sans doute en s'aggravant, en raison de l'allongement de la durée de vie, du changement de l'environnement, de la solitude et de la désintégration des familles.

Certaines personnes se rendent soudainement compte d'un monde et d'un environnement qu'elles ne voyaient pas car elles étaient trop occupées ailleurs. Elles tombent de haut et elles ont tendance à rester immobiles, à se boucler dans un cercle étroit et éviter tout contact social.

Pour les jeunes retraités, la cause de la dépression peut être la prise de contact avec une liberté nouvelle, une nouvelle mesure du temps et les difficultés éprouvées à s'occuper tant on se sent hors circuit, inutile et sans objectif. C'est le syndrome d'abandon que connaissent bien les psys et c'est en quelque sorte un deuil.

Ces sentiments sont responsables d'états dépressifs, voire de dépression avérée, qui viennent bouleverser la vie des individus et de leur entourage. Car un dépressif qui s'exclue volontairement de tout est lourd à porter pour la famille qui, elle, peut polluées par des idées reçues comme, par exemple, "la dépression n'arrive qu'aux gens faibles et sans volonté". Or la volonté n'a rien à voir dans cette situation et, précisément, cette non envie fait partie de la maladie dépressive.

On ne sait plus que faire ni comment parler à un dépressif ni comment le distraire. Le dépressif est seul avec ses idées sombres qu'il ne partage avec personne, par pudeur et culpabilité.

S'en sortir

En a-t-on dit sur les psychotropes qui sont trop prescrits ! Et c'est vrai. Mais il faut préciser que ce sont moins les antidépresseurs que les médicaments contre l'anxiété qui sont incriminés. Les médecins ont d'ailleurs levé pied sur ces anxiolytiques car certains provoquent une dépendance similaire à celle du tabac, de l'alcool ou de la drogue. Il n'empêche que certains en ont un vrai besoin en cas d'anxiété importante et c'est au médecin de l'estimer.

Le temps moyen d'une dépression est d'environ 8 mois, plus ou moins selon les individus. Les antidépresseurs, quels qu'ils soient, n'ont pas d'effets immédiats. Le début d'amélioration ne survient pas avant 1 à 3 semai-

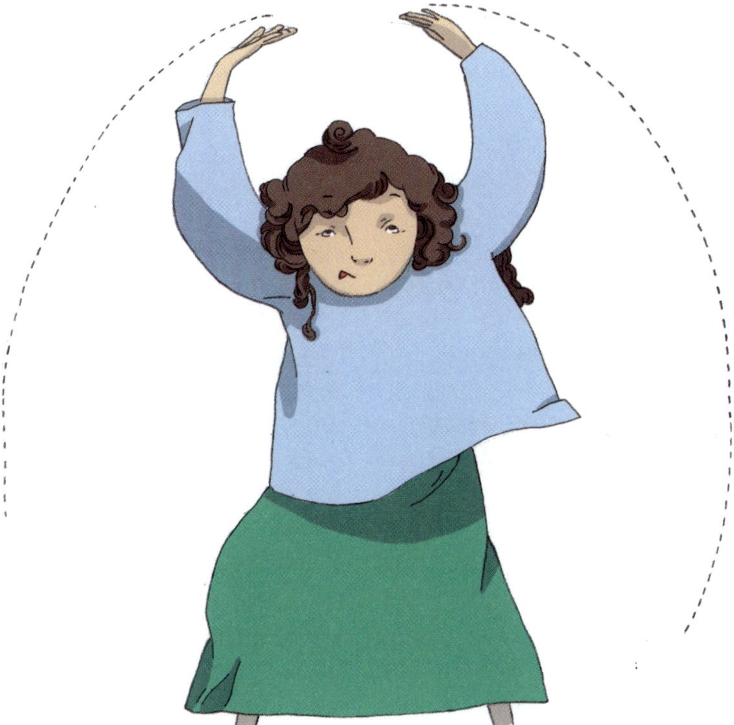

La résilience

« Il plie mais ne rompt pas » dit-on du roseau. La résilience, c'est ça, la capacité de résister sans se rompre.

Ce mot popularisé en France par Boris Cyrulnik désigne la capacité à surmonter les traumatismes, qu'il s'agisse d'un deuil ou d'une maladies grave. Boris Cyrulnick précise que, chez les personnes âgées, la résilience oscille entre deux pôles : ceux qui ont déjà mis en place leurs mécanismes de défense et ceux qui ont enfoui le traumatisme sans faire un travail sur eux-mêmes et qui voient ressurgir la blessure.

nes et parfois 1 à 2 mois. Patience, la chape de plomb de la déprime se fera un jour plus légère !

Changements de vie

De petits changements dans la vie quotidienne peuvent apporter des bénéfices, mais ils sont parfois occultés par les médicaments.

Par exemple, se remettre à faire de l'exercice physique est bénéfique car cela réduit l'anxiété et les pertes de mémoire, et cela favorise également la formation de nouveaux neurones dans le cerveau. La relaxation et la gestion du stress, grâce au yoga ou la sophrologie, peuvent soulager une multitude de troubles anxieux. De même, la méditation, les services rendus aux autres en s'engageant dans un bénévolat sont positifs. Tout est bon sauf attendre passivement la guérison miraculeuse grâce à une pilule qui, elle, ne demande aucun effort.

Dans les dépressions d'intensité légère, la psychothérapie peut être le traitement à privilégier. Mais elle nécessite des efforts de réflexion sur soi, une remise en question des habitudes de pensée et la modification d'une certaine façon d'être. Se remettre en question n'est pas facile et certains en sont incapables. Pourtant, quand l'exercice est réussi, il assure un vrai changement dont on profitera toute sa vie, ne serait-ce qu'en acquérant une nouvelle confiance en soi.

Essayer de dresser un catalogue de tout ce que recouvre l'appellation "psychothérapies" est une entreprise d'autant plus vaine qu'il en apparaît toujours de nouvelles. Toutes proposent un traitement fondé sur la parole et la verbalisation des émotions refoulées et toutes postulent que tout fait psychique a des racines inconscientes. Mais qu'importe la méthode si elle guérit les malades.

Notez cependant que le choix du thérapeute est capital. Sur quels critères choisir si ce n'est le bouche-à-oreille ? Les différentes pratiques et les différents « maîtres » n'ont pas grande importance sauf aux yeux des professionnels, et n'ont quasiment aucune influence sur les résultats. En revanche, la relation humaine nouée entre le psy et son patient est primordiale.

Conseils pratiques

- « Écoutez-vous » pour dépister vos pensées négatives et les modifier ;
- Profitez des bons moments en reprenant une activité qui vous plaît : musique, jardinage, dessin, etc.
- Organisez vos journées en vous fixant des objectifs réalisables.

La mémoire

Ne cédez pas à une angoisse démesurée : tout le monde a des trous de mémoire et parfois dès 30 ou 40 ans. Ce n'est pas forcément la maladie d'Alzheimer !

On dit qu'avec le temps, la perte de mémoire est normale, et c'est vrai : notre cerveau vieillit, comme le reste. L'âge perturbe le stockage des informations et leur rappel. L'enco-

dage des informations va moins vite, se fait moins aisément et se situe à un niveau plus superficiel. Le stockage des informations est fragile et leur répétition devient primordiale, comme dans la publicité, qui martèle son message pour qu'il soit retenu.
Mais une fois l'information stockée dans la mémoire, sa durée de conservation reste stable, voire remarquablement prolongée. Les seniors pensent souvent qu'il est inéluctable que leur mémoire flanche. Ils interprètent un oubli sans importance comme un signe de déclin mais c'est faux. Mais beaucoup de seniors, sans doute par souci de conformisme, se fondent progressivement dans le moule social des "vieux", probablement à cause de la pression négative de leur entourage.
La mémoire à long terme est un réservoir immense. En particulier la mémoire dite « implicite », inconsciente, est très résistante au vieillissement et permet d'apprendre ou d'entretenir certaines pratiques jusqu'à un âge avancé. Personne n'oublie par exemple comment nager, jouer au tennis, conduire une voiture.
Donc ne l'oublions pas : nous ne sommes pas construits pour tout retenir. Cependant, tant qu'on est conscient de ses pertes, il n'y a pas lieu de s'inquiéter.

Les causes de ces oublis

Le plus souvent il s'agit d'un manque de concentration et d'attention à propos de ce que l'on devrait retenir, car cela ne nous intéresse pas suffisamment alors que l'on retient facilement quelque chose qui nous intéresse. C'est de la distraction.
Le stress exerce en général une pression qui nous empêche d'accéder à toutes nos ressources bien qu'il ne soit pas incompatible avec une bonne mémoire. Dans les moments de stress, on oublie ce que l'on voulait faire ou dire, on perd

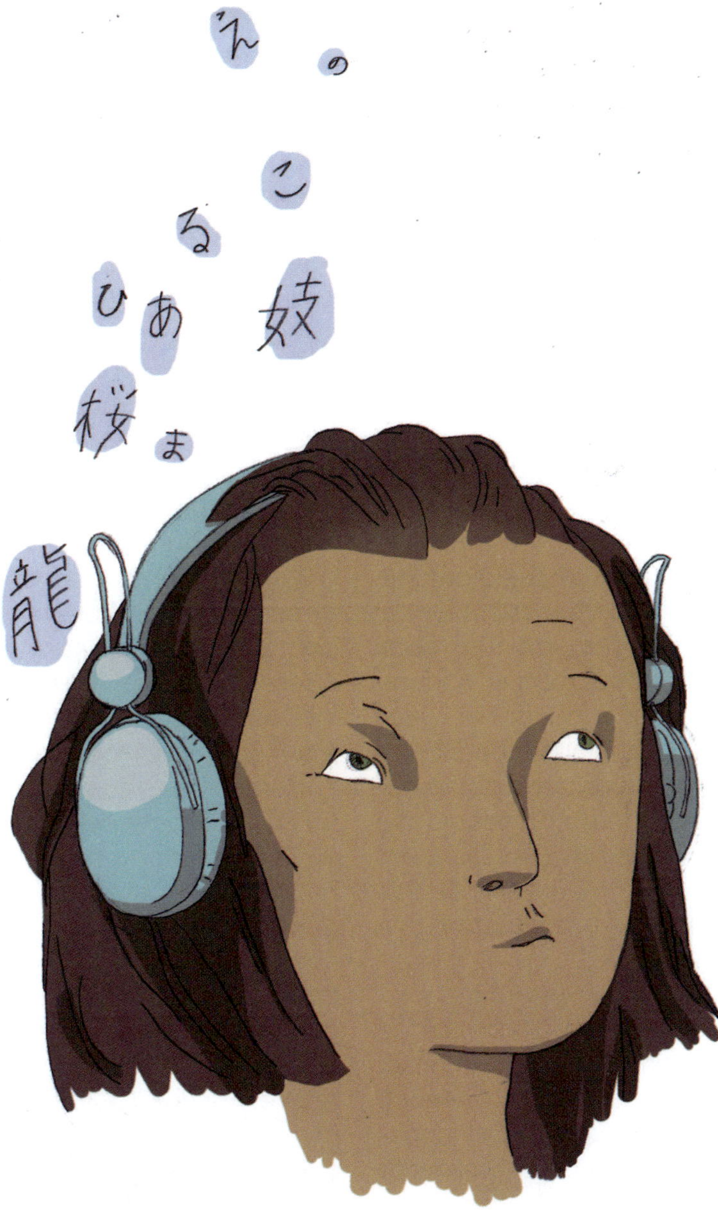
え
の
こ
る
妓
ひ
あ
桜
ま
龍

l'attention nécessaire. Le simple fait d'en prendre conscience peut à lui seul permettre d'apporter une amélioration.

Portez un regard critique sur votre hygiène de vie et voyez où ça coince : dormez, relaxez-vous et travaillez votre attention. En un mot, éveillez ou maintenez votre intérêt.

L'émotion, la fatigue physique ou nerveuse, la prise de certains médicaments comme les neuroleptiques ou les benzodiazépines (prescrits contre les insomnies ou l'anxiété, lisez les notices d'accompagnement), un nouveau régime alimentaire, les insomnies, la sédentarité peuvent aussi jouer un rôle.

Enfin, nous ne devons pas surcharger notre mémoire, l'encombrer inutilement, surtout lors d'activités professionnelles qui nécessitent de retenir beaucoup de choses. Faites le tri, retenir la liste des courses n'est peut-être pas capital !

Retrouvez les noms et les visages

Il vous est probablement arrivé qu'une personne vienne vous saluer comme si vous la connaissiez très bien. Or vous n'avez pas un souvenir d'un nom et de ce visage. La situation est embarrassante.

Pour éviter ces ennuis : observez attentivement le visage des personnes que

Mettre la mémoire au travail

Interrogez-vous : en une journée, combien de fois sollicitez-vous votre mémoire ? Si c'est peu fréquent, vos problèmes viennent sans doute du fait que vous n'utilisez pas assez vos capacités. Essayez de rédiger un journal en vous efforçant de faire appel chaque soir à vos souvenirs de la journée, apprenez une langue ou chaque jour, apprenez par cœur quelques lignes d'un texte.

l'on vous présente et sélectionnez un détail qui vous permettra de les reconnaître plus tard. Essayez de mémoriser les noms en les associant à une image. Certains noms s'y prêtent mieux que d'autres mais il y a toujours moyen de trouver.

Le bilan

Parfois un bilan médical devient indispensable, en particulier après 70 ans, ou quand les difficultés avec la mémoire se sont accentuées au cours des derniers mois ou semaines. C'est d'autant plus indispensable si la personne concernée a besoin d'une aide pour gérer son budget, faire ses courses, prendre le bus ou ne pas se tromper dans la prise de plusieurs médicaments. Les médecins spécialisés pour diagnostiquer ces troubles sont des gériatres, des neurologues ou des psychiatres. Certains hôpitaux disposent d'une « consultation de la mémoire » qui réunit psychologues et médecins spécialisés. Demandez à votre médecin généraliste qui vous conseillera.

La mémoire et l'humeur

Mémoriser ou se souvenir dépend largement de l'humeur dans laquelle nous nous trouvons. Triste, on se rappelle mieux des informations négatives ; gai, le positif revient à l'esprit.

La motivation et l'attention si nécessaires à la mémoire chutent dans les états dépressifs, c'est logique. Mais la charge émotionnelle d'une information ou d'un souvenir participe également à la manière dont il sera retenu. Plus l'émotion est forte, qu'elle soit positive ou négative, plus elle a de chances d'être mémorisée correctement et durablement.

Certaines personnes enfouissent si profondément les souvenirs qui les dérangent qu'ils n'y ont plus accès et ils ne ressortiront qu'avec une psychothérapie.

La nutrition qui stimule

Le cerveau est un gros mangeur. Il ne lui faut pas moins de 40 substances pour bien fonctionner : vitamines, minéraux, oligo-éléments, acides aminés et acides gras.

Le cerveau utilise à lui seul 20 % de l'énergie alimentaire que nous consommons, bien qu'il ne représente que 2 % de notre masse corporelle.

Les neurones ont besoin d'énergie et le glucose qui provient des glucides est leur carburant principal. Ainsi les glucides devraient-ils représenter plus de la moitié de notre apport énergétique quotidien. Pour utiliser ce glucose, la vitamine B1 contenue dans les céréales, les légumes frais et secs et les fruits secs, joue un rôle essentiel.

Certaines substances consommées en excès comme les acides gras saturés présents dans toutes les graisses animales s'oxydent et se transforment en radicaux libres qui sont les pires ennemis des neurones. Une raison supplémentaire donc de ne pas négliger les antioxydants ! La vitamine E des huiles végétales, le béta-carotène des carottes, épinards, abricots, et la vitamine C des agrumes en fournissent abondamment.

Le fer est intimement lié à l'activité intellectuelle car il transporte l'oxygène via l'hémoglobine du sang. Ainsi le foie et le boudin noir sont-ils à privilégier pour un apport en fer suffisant.

Enfin, les acides gras essentiels ont un rôle important, mais peu d'aliments en contiennent. Retenez ceci : une cuillerée à soupe d'huile de colza dans une salade suffit à couvrir la moitié de nos besoins quotidiens en acides gras essentiels, de même pour l'huile de noix ou de soja. Pour compléter, mangez une portion de poisson gras une fois par semaine (sardines, maquereaux, harengs et

saumon). Il existe aussi dans le commerce des produits enrichis en oméga 3 (œufs, jambon ou lait).
Cependant, la meilleure nourriture pour le cerveau reste d'être stimulé par une activité intellectuelle !

Conseils pratiques
Quelques astuces

La mémoire travaille chaque jour, faites quotidiennement quelque chose pour elle :

- Jouez aux dames, aux échecs, au scrabble, au bridge ou tout autre jeu, pourvu que cela vous oblige à vous concentrer ;
- Apprenez par cœur les numéros de téléphone que vous utilisez souvent ou encore votre numéro de Sécurité Sociale ;
- Lisez le plus souvent possible des livres dont vous pouvez retenir quelque chose par exemple des livres d'Histoire ;
- Répétez-vous les choses importantes le soir avant de vous endormir. Dites plusieurs fois à haute voix ce que vous devez retenir ;
- Ne vous laissez pas distraire. Quand l'esprit vagabonde, il ne s'occupe pas de ce qu'il fait dans l'instant. C'est ainsi que l'on perd ses clés ou ses lunettes…
- Servez-vous de moyens mnémotechniques et amusez-vous avec des exercices ludiques proposés sur internet ou dans les magazines ;
- Pensez post-it sans vous culpabiliser de les utiliser : ils ne nuisent en rien aux capacités mnésiques.
- Si vous le pouvez, dormez bien !

Le sommeil

« N'allez pas au lit, disait Mark Twain, humoriste et insomniaque, c'est un endroit où l'on meurt beaucoup. »
Ne suivez pas ce conseil, le sommeil est nécessaire à tous les êtres vivants. Quand on dort, l'organisme rassemble ses ressources, reconstitue son énergie, et met le psychisme au repos. Le sommeil

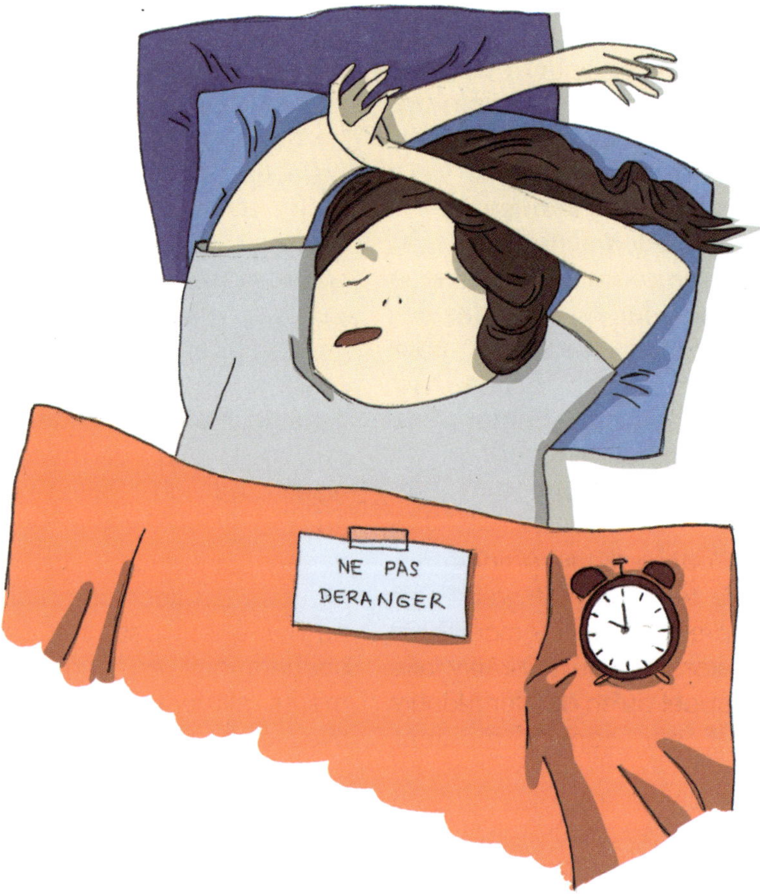
NE PAS
DERANGER

n'a que des bienfaits dont on se rend compte après une mauvaise nuit à le rechercher !

Le sommeil devrait venir naturellement et s'emparer de vous sans que vous vous en aperceviez. S'il est long à s'installer, si votre nuit est entrecoupée de phases de réveil, si vous vous réveillez à l'aube et que vous ne parvenez pas à vous rendormir, vous vous sentez irritable tout au long de la journée.

Les médicaments, ou autre chose

Pour les insomniaques, la tentation est grande de prendre des médicaments alors qu'il ne faudrait y faire appel qu'en dernier recours et sur conseil médical. Les somnifères ont à peu près la même composition que les tranquillisants et, comme eux, peuvent engendrer des phénomènes de dépendance. Aussi soyez prudente.

En cas de troubles mineurs du sommeil, tournez-vous plutôt vers des méthodes douces. Les troubles du sommeil étant presque toujours d'origine multifactorielle et à forte composante psychologique, l'intérêt de ces médecines est le refus de mécaniser l'individu. Faites-en au moins à l'essai. Les tisanes annoncent favoriser un meilleur sommeil ne manquent pas, soit en sachets soit en compléments alimentaires. Vous avez le choix entre :

Décoction ou infusion ?

Pour la décoction, il suffit de verser les plantes dans l'eau froide et de porter à ébullition. Ce mode de préparation permet de conserver un maximum de produits actifs mais toutes les plantes ne le supportent pas. Pour les plantes fragiles, l'infusion classique est préférable.

- l'aubépine est sédative, calmante, aux vertus anti-oxydantes (en infusion) ;
- le tilleul favorise l'arrivée du sommeil (en infusion) ;
- la passiflore est sédative, efficace contre l'anxiété (en décoction pendant 2 minutes) ;
- la valériane lutte contre la nervosité et le stress (en décoction 3 à 4 minutes).

Le cercle infernal

Les mauvaises nuits enferment l'individu dans un état de tension fatigant car notre système a besoin d'un carburant secrété entre autres par le cerveau : la sérotonine. Ce neurotransmetteur a de multiples fonctions : perception de la douleur, variations de l'humeur et sommeil. La sérotonine s'accumule dans la journée et, le soir, elle stimule les cellules qui vont favoriser le sommeil. Mais notre cerveau produit aussi de la dopamine, production qui s'accélère quand nous sommes en état de tension nerveuse et psychique. Du coup, l'équilibre vacille et le sommeil devient difficile, court, haché, si bien que l'on se réveille déjà fatigué.

L'autosuggestion

Il s'agit d'une méthode de développement personnel, un « art » en quelque sorte qui s'apprend et s'affine au fil du temps. La première des conditions pour la pratiquer est de maîtriser son calme intérieur, sinon la méthode ne sert à rien. Il lui faut un terrain propice pour se développer, qui peut aussi être apporté par la respiration profonde. Aucune pensée ne doit parasiter votre objectif, cette grande disponibilité mentale permet de ne faire plus qu'un avec l'autosuggestion pour qu'elle existe au plus profond de l'individu, qu'elle vibre et maintienne dans une attitude positive. Bien utilisée, cette méthode vous suivra tout au long de votre vie, redonnera élan à vos désirs et opérera un profond changement.

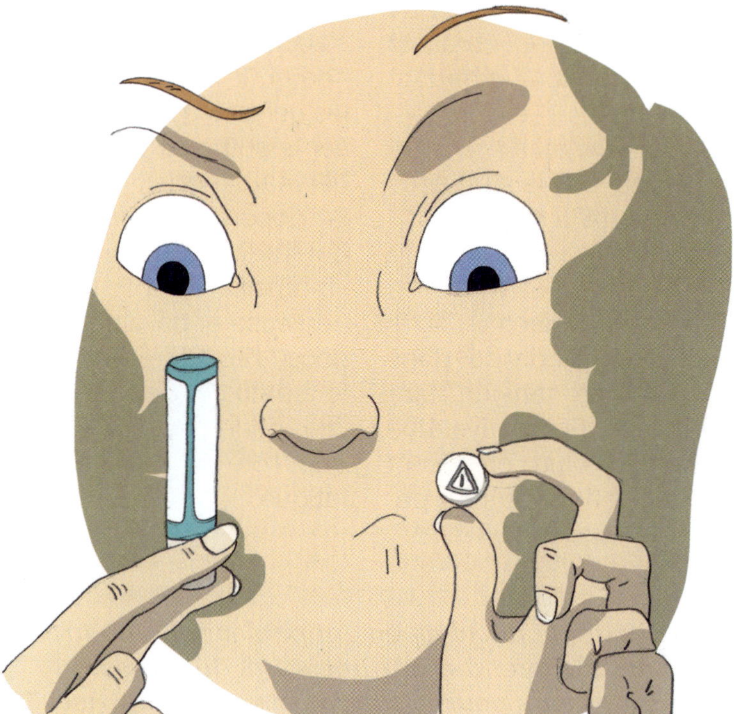

Avec l'âge, le sommeil devient plus léger et certaines personnes ont l'impression de ne pas dormir assez. Il est bon de le répéter : somnifères et tranquillisants ne sont pas la solution, une promenade quotidienne, la lumière du jour, la limitation de la sieste sont à essayer en priorité.

Essayez également l'autosuggestion. Cette technique permet d'ancrer des objectifs positifs dans le subconscient. Mettez l'imagination au travail. Cela ne changera pas votre vie du jour au lendemain, mais en vous exerçant régulièrement le soir avant de vous endormir, vous vous rendrez compte que c'est une technique efficace.

L'homéopathie à la rescousse

L'homéopathie exerce une action régulatrice sur le système nerveux. Elle combat les excitants pris dans la journée (café, tabac, alcool), contre l'émotion et les contrariétés, contre les endormissements précoces devant la télé qui empêchent de bien dormir ensuite. L'intérêt de l'homéopathie est de prendre en compte globalement l'individu et d'envisager toutes les caractéristiques de chacun. Il s'agit d'une médecine vraiment très personnalisée. N'hésitez donc pas à consulter un médecin spécialisé dans l'homéopathie.

L'acupuncture

Les adeptes des médecines chinoises connaissent bien cette médecine des énergies. L'acupuncture dépiste le ou les organes responsables des insomnies et les régule. Quel que soit le problème, deux séances sur une période de deux semaines suffisent généralement.

Acupuncture et homéopathie ne répondent pas à des concepts scientifiques et ont néanmoins fait des millions d'adeptes dans le monde.

Les thérapies comportementales

On peut les entreprendre à n'importe quel âge. La formule exacte est « thérapies comportementales et cognitives », ce dernier terme précisant que cette thérapie ne s'attache pas seulement au comportement observable mais aussi aux idées que se fait l'individu sur lui-même et son environnement.

Il s'agit d'un dialogue très différent de la tradition « psy », plus distante, souvent muette de la part du thérapeute. Le comportementaliste explique, pose des questions, répond de manière compréhensible à celles qui lui sont posées et propose des objectifs concrets et réalistes. Rien n'est imposé, tout est discuté. Si ces thérapies ne peuvent pas résoudre tous les problèmes mais elles ont fait la preuve de leur efficacité, vérifiée par des études qui expliquent l'intérêt qu'elles suscitent. Elles sont aussi particulièrement adaptées dans les dépendances, qu'il s'agisse de tabac, d'alcool ou de jeu, et dans les phobies.

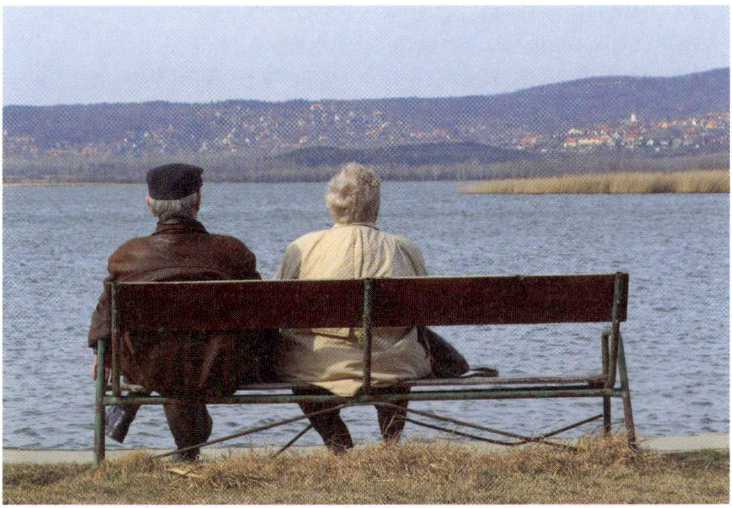

Conseils pratiques

- Allez vous coucher quand vous êtes fatiguée et non parce que c'est l'heure ;
- Évitez les repas trop copieux avant d'aller au lit et tous les excitants (café, thé, alcool, coca), lesquels pris dans la journée provoquent une excitation qui peut durer pendant 7 heures ;
- La première heure de sommeil est très importante car c'est au cours de cette phase que le sommeil est le plus réparateur et que s'effectue la régénération du cerveau et de l'organisme. Veillez à ce que l'on ne vous dérange pas ;
- Prenez un bain chaud avant d'aller au lit ;
- Ne reculez devant rien si vous craignez le bruit : doubles vitrages et bouchons dans les oreilles s'imposent ;
- Changez vos horaires de sommeil en vous levant plus tôt, vous aurez sommeil à l'heure du coucher ;
- En cas d'insomnie, au lieu de ruminer dans le noir, tenez un journal où vous noterez tout ce qui vous passe par la tête ou encore l'événement principal de la journée, ce qui l'a provoqué, et s'il y a problème, ce que vous ferez pour le résoudre.

La fatigue

S'agit-il d'un coup de pompe ou d'une grosse fatigue pesante et régulière ? Nous avons tous besoin de savoir de quoi nous parlons, car tout le monde est fatigué. C'est un mal universel.

Mais il n'y a aucune fatigue qui ressemble à une autre : trop d'efforts ou de sport, surmenage intellectuel, travail nocturne, stress répétés, conflits, deuil, séparation, pression au travail, chômage ou solitude. En outre, chacun a son vocabulaire de la fatigue : entre épuisé, asthénique, faible, claqué, las, surmené, éreinté, harassé, exténué, crevé, comment établir un ordre de valeurs ? La première des choses à faire est de ramener personnellement

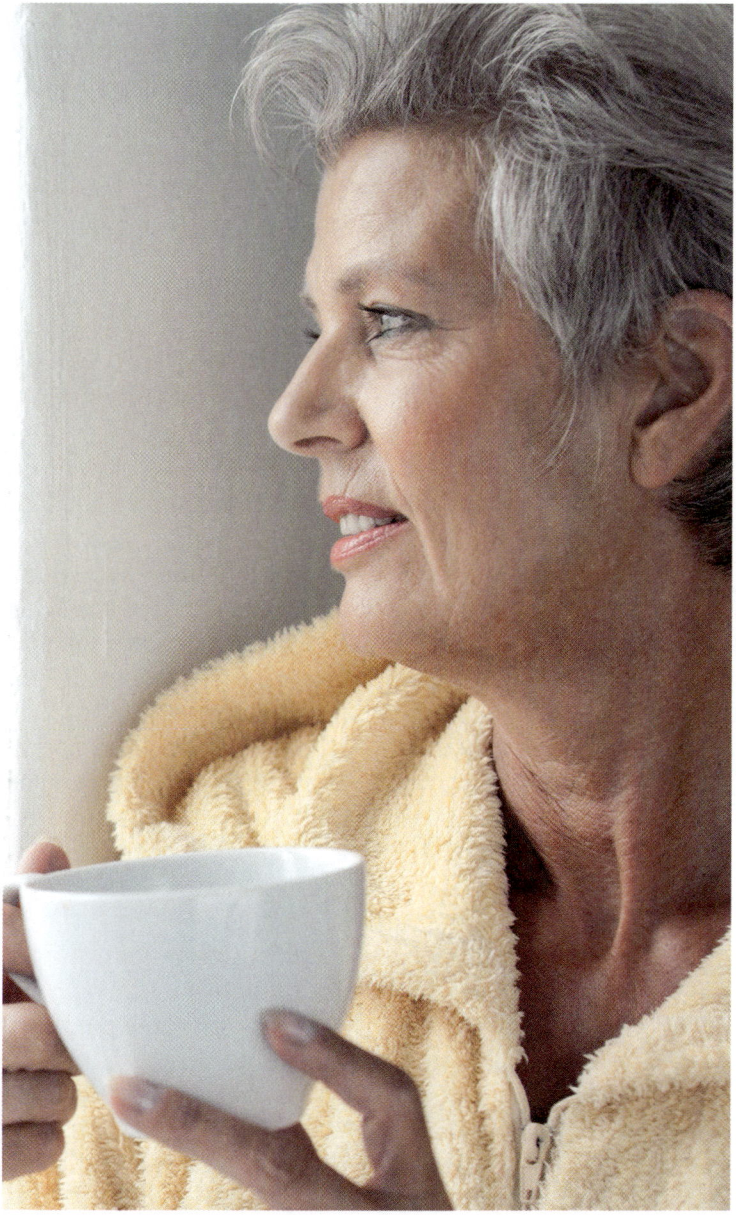

la fatigue à sa juste valeur, sans la sous-estimer ou la surestimer, et sans faire endosser à la fatigue des problèmes d'une autre nature.

• La fatigue « normale » :
Chacun la connaît, le travailleur manuel comme l'intellectuel. Le corps est las, le moindre effort coûte un maximum, le moral est là mais rien ne suit. Cette fatigue n'est pas grave si elle est récupérée, mais devient sérieuse si elle s'apparente au surmenage quand elle s'accumule jour après jour.
Le terme « récupérer » peut avoir un sens différent selon les individus. Pour les uns, ce sera une longue nuit de repos ou un week-end au grand air ; pour les autres, se réfugier dans la musique, la détente dans un spa, ou le repos absolu.

• La fatigue « chronique » :
Nous sommes dans une autre catégorie devant laquelle les médecins sont souvent désarmés, mais qui est reconnue par l'OMS (Organisation Mondiale de la Santé).
Ce syndrome de fatigue chronique, comme disent les scientifiques, peut être comparé et confondu avec beaucoup d'autres affections : neurasthénie, atteinte post-virale, syndrome des yuppies. Il concerne plutôt les femmes de 25 à 40 ans et on lui attribue toutes sortes de causes : grippe, bronchite, hépatite, mononucléose infectieuse, déficience du système immunitaire, traumatisme physique ou psychologique, troubles neuroendocriniens (glande thyroïde, glandes sexuelles impliquées dans la puberté, les règles, la grossesse, la ménopause).

• La fatigue psychique :
Probablement la plus courante car secrétée par notre mode vie. Elle est intense et ne s'atténue pas avec le repos, l'énergie a pris des vacances, la concentration réclame la retraite,

le tout rend d'une humeur irritable, maussade et ce d'autant que des courbatures aux épaules ou à la nuque s'y ajoutent.
La fatigue est d'autant plus présente que l'on se trouve dans une situation stressante comportant des obligations, des contraintes auxquelles on ne peut se soustraire, ce qui est bien souvent le cas au travail. La fatigue se fait beaucoup moins sentir quand on est impliqué dans une activité plaisante, motivante, valorisante, ce qui est plus rare.

• La fatigue pathologique :
Elle accompagne toute maladie, que ce soit le diabète, l'hypertension, une maladie virale ou encore une anesthésie. Mention spéciale pour un cancer qui met littéralement en vrac.
Devant ce type fatigue, le médecin dira qu'elle est normale et parlera d'asthénie. Celle-ci s'atténuera au fur et à mesure de la guérison mais peut demander du temps. Il existe des fatigues tenaces avec lesquelles il faut apprendre à vivre.

S'aider soi-même

Il est épuisant de se remettre en cause chaque jour, de douter de soi, de s'interroger sur sa compétence à faire telle ou telle chose, d'hésiter sur la

Portait robot du fatigué
Il s'agit plutôt d'une femme, habitant une grande ville, active, faisant deux journées en une ou au contraire isolée à la campagne. Chez les hommes, le modèle le plus répandu est le cadre supérieur ou exerçant une profession libérale qui ne compte pas ses heures de travail, sortant beaucoup et se couchant tard mais trouvant parfois le temps de faire du sport.

moindre décision à prendre, de tout remettre en question, de ne pas savoir affirmer ses préférences ou tout simplement ne pas savoir dire « non ».

Il est bien plus fatigant d'être une femme qu'un homme. Il semble que le psychisme féminin soit plus sensible au stress et ce qu'elles soient femmes au foyer ou qu'elles travaillent à l'extérieur.

Tout cela se travaille. Essayez. Mettez-vous en alerte dès que vous dépistez un sentiment de cet ordre. Tenez-vous bien droite en regardant les gens dans les yeux. Ne laissez jamais croire que vous redoutez un jugement et vous verrez combien votre vie s'en trouvera simplifiée.

On ne se rend pas compte à quel point se sentir insatisfait peut générer la fatigue alors que s'affirmer rend plus léger. Vouloir changer le cours des choses peut aider à changer la perception de soi. Mais un échec n'est jamais complètement négatif si on en comprend les causes afin de ne pas réitérer les mêmes erreurs.

Les personnes âgées

Même en bonne santé, les personnes âgées paient un lourd tribu à la fatigue. Elles ont besoin de repos car elles ont parfois des difficultés à se mouvoir et les tâches les plus simples sont difficiles à exécuter. Une grosse chaleur les fatigue davantage que les gens plus jeunes et elles courent le risque de « coup de chaleur », surtout si elles prennent des antidépresseurs qui freinent la transpiration.

Vitamines et oligoéléments

Les unes et les autres sont indispensables à notre organisme et le moindre manque, à la longue, se transforme en fatigue. En cas de baisse de forme, quelques éléments sont à surveiller :

- *La vitamine B1 :* en manquer influe très rapidement sur le tonus nerveux et psychique (baisse d'énergie, mauvaise mémoire, mauvaise humeur). On la trouve dans la levure de bière, les germes de blé, le pain complet, le porc, le poulet.

- *La vitamine B9* ou acide folique : nécessaire à la formation des globules rouges, elle peut manquer chez les personnes dont la consommation de légumes à feuilles sombres (épinards, choux-fleurs, haricots et pois), ainsi que des endives et des tomates est insuffisante.

- *La vitamine B12 :* importante car antianémique, à dose élevée, cependant, elle a des effets secondaires et mieux vaut demander conseil à un médecin. On la trouve dans le foie, les rognons de bœuf, le mouton, le veau, la volaille, les poissons gras, les huîtres et le crabe.

- *La vitamine C :* tout le monde la connaît. Elle renforce l'immunité, augmente la résistance aux infections, au stress, à l'anxiété et à la fatigue. Elle est aussi fortement antioxydante et lutte contre le vieillissement.

L'oligothérapie est riche en recettes antifatigue. Les oligo-éléments sont discrets mais efficaces. Ils s'associent très bien entre eux et forment même parfois des couples très unis.

Le fer

Le fer est nécessaire à la respiration de toutes les cellules de l'organisme, si bien que s'il est insuffisant, même de manière infime, il peut s'en suivre des petits malaises, des troubles du sommeil, une moindre résistance aux infections, une difficulté à se concentrer, la chute des cheveux. Le fer est rare dans l'alimentation à moins de manger tous les jours des coquillages, du boudin, des abats ou du foie. Il y en a aussi dans la viande, les fruits secs, le cacao et le chocolat.

Le magnésium

C'est un anti-stress naturel, nécessaire au système

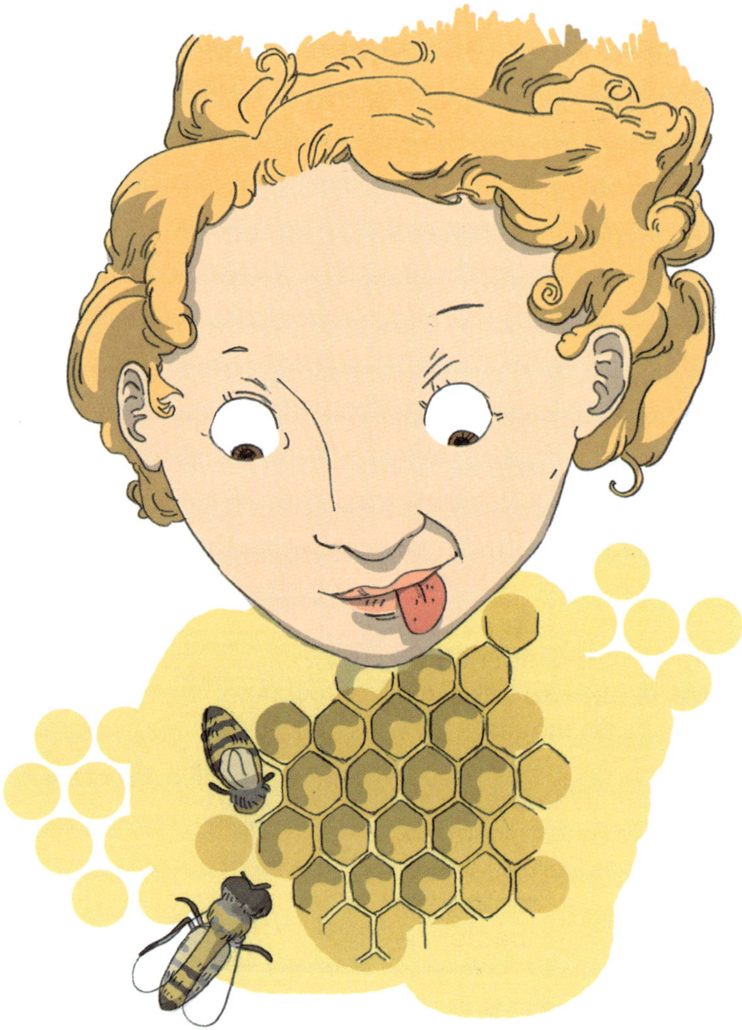

musculaire et au rythme cardiaque, mais il est présent dans presque toutes les cellules de l'organisme. Les besoins en magnésium varient selon l'âge et le sexe avec des besoins accrus chez les femmes enceintes et les personnes âgées. Manquer de magnésium nous expose à une fatigue persistante, des insomnies, des crampes ou des palpitations cardiaques. On en trouve dans certaines eaux minérales, les épinards, les amandes, les noisettes, les céréales peu raffinées, le chocolat noir, le riz et le pain complet. Attention : certains de ces aliments sont très caloriques.

Le sélénium

Le sélénium est indispensable à nos cellules immunitaires et est capable de dynamiser les capacités de notre organisme face aux virus. Il est également utile au cerveau qui, sans lui, serait sujet à des épisodes dépressifs et à des troubles de l'humeur, notamment l'anxiété. On le trouve dans les poissons gras et les crustacés, l'ail et les végétaux.

Conseils pratiques

- Mangez de tout pour couvrir tous vos besoins ;
- Pensez au miel, à la propolis, au pollen et à la gelée royale. Tous ces éléments sont riches en vitamines, oligo-éléments et minéraux ;
- Les compléments alimentaires permettent de compenser les manques. Ils sont sûrs depuis un décret de mars 2006, et offrent toutes les garanties concernant la protection du consommateur ;
- Dans le cadre d'une réponse à la fatigue, certaines activités sont à privilégier : la marche, le vélo, la natation, les gyms douces, le golf.

Le vieillissement

On râle, on s'énerve devant le miroir, on marche moins vite, on y voit moins bien, mais c'est comme ça, les années passent. Et il n'y a pas lieu de s'indigner, c'est pareil pour tout le monde, à la différence que certains s'en sortent mieux que d'autres.

D'ici à 2014, on comptera en France plus de sexagénaires que de personnes âgées de moins de 20 ans et d'ici 2050, les plus de 50 ans constitueront la moitié de la population française (*L'Express* du 4 mai 2011). Il y a 15 ans tout au plus, aucun magazine n'aurait titré sur les seniors. Aujourd'hui, les médias se sont rendu compte du « marché » que les seniors représentaient car, entre 40 et 85 ans, ce sont les plus grands consommateurs de produits de luxe. Pas fous, les publicitaires exploitent aussi ce filon ! Si bien que nous avons vu apparaître une flopée de produits cosmétiques spécialisés pour les « peaux matures » qui ne restent pas sur les rayons !

Le « jeunisme » finit par lasser et toutes ces actrices et mannequins botoxées, retouchées, qui finissent par toutes se ressembler sont même parfois un objet de dérision chez les chroniqueurs et humoristes.

Les réalités

Le vieillissement est bien une épreuve physique et psychologique. Il faut penser néanmoins à tous celles et ceux qui n'ont pas la chance de vieillir, emportés trop tôt par la maladie ou un accident. La post-cinquantaine a aussi ses activités et ses plaisirs, et la science nous donne tous les moyens, non pas de combattre la marche du temps contre laquelle on ne peut rien, mais la fatalité qui voudrait associer âge et déclin.

Après 50 ans, nous avons devant nous une tranche de vie qui n'est sans doute pas la moins intéressante et à laquelle nous pouvons donner du sens et de l'éclat. Le bonheur de vivre s'apprend à tout âge. Si les centenaires nous fascinent et font déplacer les médias, c'est que, peut-être, ils ont compris cela. Toutefois, nous

Prendre un animal de compagnie
Lorsque la solitude pèse trop lourd ou que l'on vient de subir une épreuve, la décision d'adopter un animal de compagnie est souvent une bonne idée. Chien ou chat donnent une affection sans conditions et un but dans la vie à ceux qui en manquent. Un chien est contraignant car il faut le sortir mais, précisément, ce peut être le but d'une journée inactive, une occupation agréable qui permet en outre de lier conversation avec d'autres personnes. Le revers de la médaille est la contrainte que l'animal représente pour les déplacements, les soins nécessaires tels les vaccinations, le gardiennage parfois indispensable pendant un voyage. Certaines personnes n'en veulent pas pour cette raison. À chacune de faire le point sur sa situation personnelle et d'envisager cette présence de manière réaliste.

n'avons pas tous un centenaire dans nos relations pour nous renseigner.
Depuis quelques décennies, on ne peut que constater que l'apparence physique devient de plus en plus trompeuse. L'âge, à partir de 60 ans, même s'il demeure synonyme de retraite, ne coïncide plus avec l'usure physique et ce mot « retraite » ne peut plus être défini comme l'entrée en vieillesse, qui est un processus progressif et non pas une date d'anniversaire, qui n'est finalement utile qu'à renseigner sur l'âge objectif d'une personne.
Nous avons tous rencontré des gens qui « ne font pas leur âge », mais tout le monde ne vieillit pas au même rythme, et bien des seniors sont en meilleure santé que des personnes plus jeunes. Nous devons prendre également en compte l'influence de l'environnement, des conditions sociales et des comportements. Si bien que chacun vieillit à sa façon, à sa cadence et il serait illusoire de tenter de donner une définition à cette hétérogénéité.

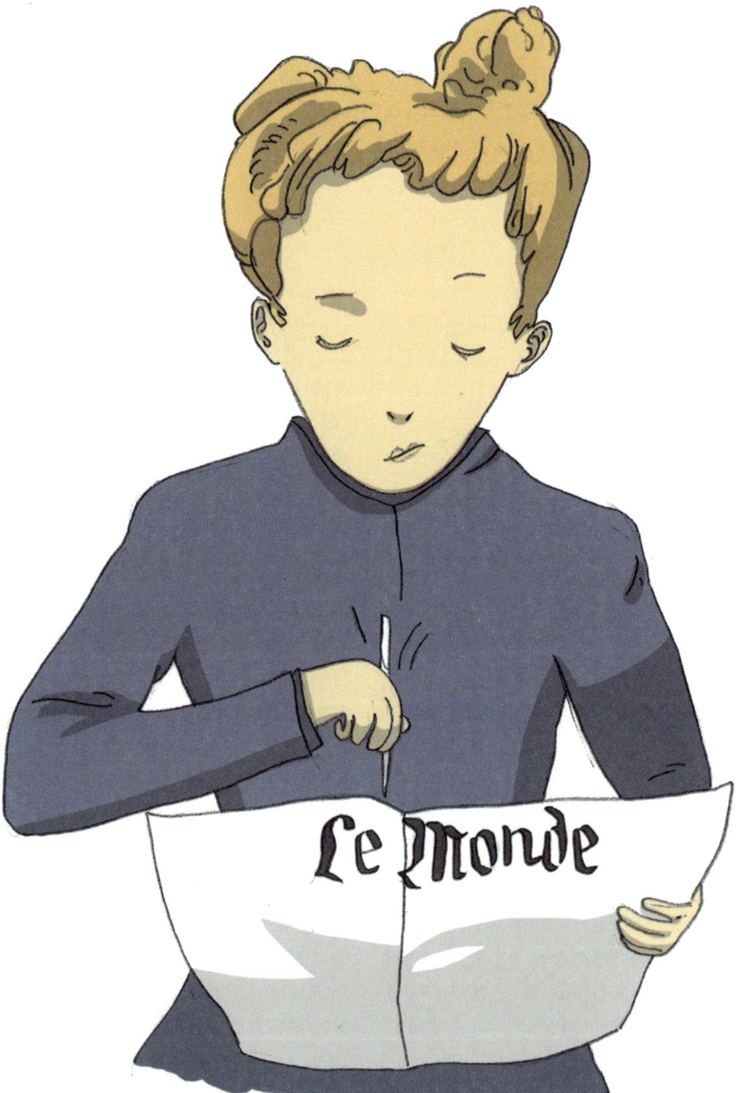
Le Monde

Une alliée : l'activité mentale

De tous les organes, le cerveau est celui qui résiste le plus remarquablement à l'épreuve du temps. Le vieillissement n'est pas inéluctablement associé au déclin de l'intelligence, qui dépend moins de facteurs biologiques que d'influences culturelles.

Qu'est-ce qui change ? La mémoire, l'attention, la capacité d'abstraction, la rapidité mentale qui décroît avec l'âge car la vitesse avec laquelle le cerveau enregistre et traite les informations est ralentie.

La capacité d'attention, le niveau de concentration diffèrent aussi. En vieillissant, on est plus facilement distrait et moins apte à trier les informations.

Dans la réalité, et pour le dire poliment, il existe de très nombreuses disparités selon les individus. La génétique ne fait pas tout (elle intervient à plus de 50 % quand même), le reste étant principalement le niveau d'éducation dès le plus jeune âge.

Ce qui compte avant tout est l'adaptabilité, la souplesse intellectuelle, les capacités d'initiative, qui sont les meilleurs garants de cette élasticité que l'âge peut épargner, si toutefois il existe de nouveaux investissements intellectuels. Pour résumer, il ne faut jamais renoncer à l'effort intellectuel.

Pas de renoncement

Il n'est qu'à lire les biographies de certains grands intellectuels ou artistes passionnés pour se rendre compte que leur mental leur a permis de mettre en place un système de défense face à la maladie et à l'angoisse. Certes, nous ne sommes pas tous des génies comme Beethoven ou Picasso, mais il semble que la faculté de s'investir dans des domaines artistiques, intellectuels ou religieux représente à n'en pas douter, dans la seconde partie de la vie, un rempart au découragement.

La stimulation du cerveau est vitale. La relancer, correspond à faire réagir le cerveau à de nouvelles actions, de nouvelles rencontres, voyager si on peut ou s'investir dans une création quelconque. Le terme "création" n'implique pas seulement une œuvre artistique, cela peut être aussi bien aménager une pièce ou une maison, refaire son balcon ou son jardin, que d'apprendre les rudiments d'une langue ou d'une cuisine inconnue. À un autre niveau, il reste la vie associative, le bénévolat, la participation à des groupes quels qu'ils soient, l'implication dans un loisir, l'étude d'une matière jusqu'alors négligée faute de temps, la peinture ou l'écriture, reprendre à fond une matière scolaire avec enfants ou petits-enfants.

Il faut oser sans jamais se dire « je n'y arriverai pas », et au moins essayer. En accumulant tout au long de sa vie des connaissances et des expériences, il est possible de compenser très longtemps le déclin éventuel de certaines aptitudes et de maintenir jusqu'à un âge avancé un niveau satisfaisant.

Les personnes ayant reçu un degré élevé d'instruction sont favorisées car elles ont entraîné très longtemps, voire toute leur vie, leurs facultés intellectuelles. Cela constitue la meilleure des garanties contre l'usure des fonctions cognitives : la mémoire, le langage, les fonctions intellectuelles, la perception des sens et l'aisance gestuelle.

Réussir à bien vieillir

Les chercheurs américains ont mis au point dans les années 1980, le concept du "vieillissement réussi" (*successful aging*) qui connaît aujourd'hui un regain d'intérêt en raison de l'allongement de la durée de vie.

Ce concept a défini trois types de vieillissement :

- Le vieillissement pathologique, accompagné d'une maladie ou d'un handicap ;

- Le vieillissement normal d'une personne en bonne santé, mais dont certaines fonctions se sont usées avec l'âge ;
- Le vieillissement réussi, avec maintien des capacités fonctionnelles et absence de pathologie.

Aujourd'hui, on ne conçoit le maintien des qualités fonctionnelles qu'intégré dans un contexte plus vaste de qualité de vie. Ainsi toute action de prévention visant à maintenir en bon état ces capacités fonctionnelles a-t-elle pour objectif de conserver un rôle social à la personne prenant de l'âge.

Tout le discours contemporain sur le vieillissement et la longévité ne peut faire abstraction du bien-être, de l'autonomie, de la capacité d'adaptation et de celle de faire des choix, de l'engagement actif dans la vie. Mais encore une fois, chaque individu est unique, une personne atteinte d'une maladie chronique grave peut très bien considérer qu'elle réussit son vieillissement alors qu'une autre en bonne santé n'en perçoit que les effets négatifs.

Peut-on encore être heureux ?

Oui. Il a été démontré par des études que le degré de satisfaction par rapport à la vie varie peu au fil des années. Ce constat repose sur l'extraordinaire faculté d'adaptation de l'être humain qui sait revoir ses projets de vie pour préserver au mieux l'estime de soi.

Tout le monde n'a pas les mêmes capacités à cet égard. Cependant, ce processus adaptatif, quand il existe, n'est pas altéré par l'âge. Il semble au contraire que les seniors soient plus performants que les personnes plus jeunes. D'une manière générale, les personnes âgées conservent voire augmentent leur souplesse d'adaptation à leurs nouvelles conditions de vie et trouvent du bonheur dans les limites qui leur sont imposées par leur état.

L'hygiène de vie anti-âge

Comment se donner au quotidien quelques chances supplémentaire de bien vieillir et – pourquoi pas ? – d'améliorer notre durée de vie ? Il existe des gestes simples mais efficaces.

Baisser le thermostat

Des études américaines ont établi que baisser d'un demi-degré.
la température corporelle de la souris prolongeait de 15 % son espérance de vie. Pourquoi pas nous ?
Les derniers travaux sur ce sujet démontrent que les centenaires bénéficient eux aussi d'une température corporelle en dessous de la normale. Dès les années 1980, le célèbre Dr Walford avait chaleureusement recommandé la restriction calorique au long cours, qui s'accompagnait d'une baisse de la température pour allonger la durée de vie.
Notre température est de 37°C. L'hypothalamus – qui contient le centre thermorégulateur – reçoit les informations des récepteurs cutanés et centraux et les analyse en permanence. Si la température est supérieure à 37°C, il y a transpiration jusqu'à obtenir la valeur désirée. Si elle est trop basse, il y a des frissons qui produisent de l'énergie par contraction musculaire.
L'hyperthermie, provoquée par un environnement trop chaud, ou des efforts intenses et prolongés sous un climat de type tropical, déchaîne vertiges et grande fatigue et crée une déshydratation.
L'hypothermie, à l'inverse réduit les échanges à l'intérieur du corps, et les besoins énergétiques.
C'est ce ralentissement physiologique qui, poussé à l'extrême, rend de grands services lors d'une transplantation cardiaque.
Alors, au quotidien, que faire ? « Un geste simple, répond le Dr Frédéric Saldmann dans *la Vie et le Temps* (Flammarion) :

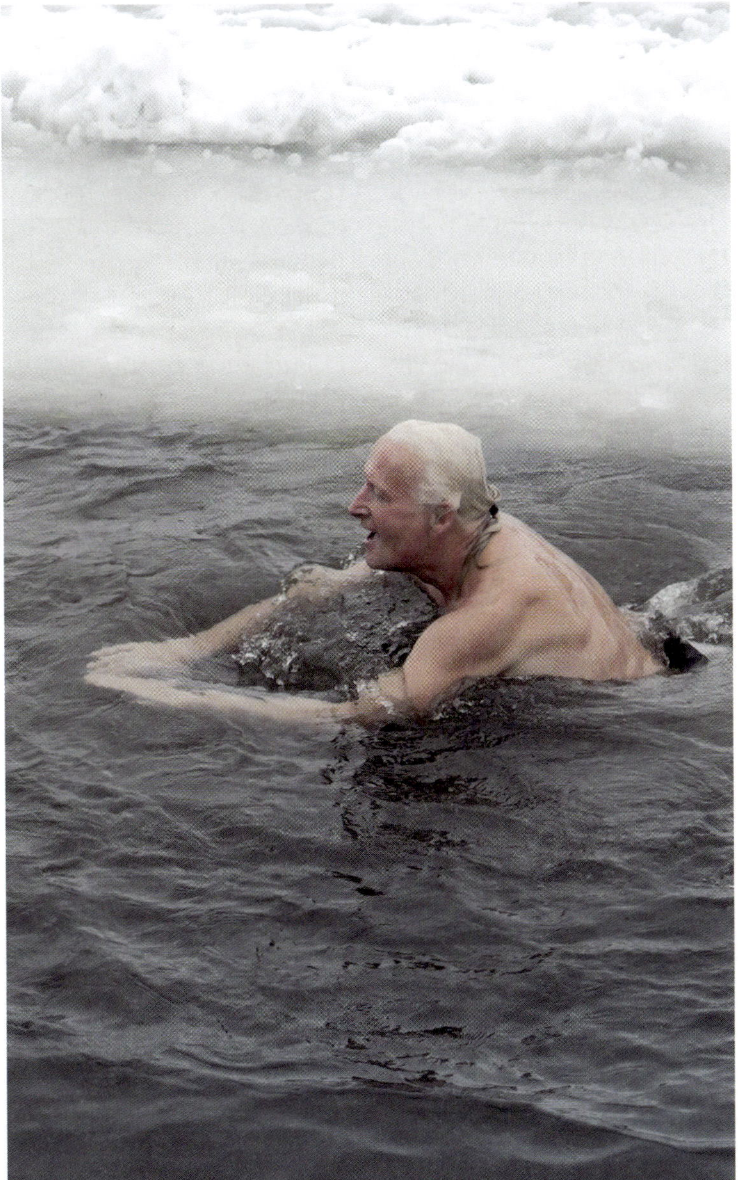

une douche froide qui constitue un soin personnel de prévention contre le vieillissement. »

Cela paraît trop simple. Mais comme l'explique le Dr Saldmann, quand on sait que la peau contient 3 à 10 fois plus de récepteurs sensibles au froid qu'à la chaleur, on comprend vite l'effet de la douche froide au niveau physiologique.

Un professeur américain a démontré que 5 minutes sous un flot froid provoquait un afflux électrique dans le cerveau, susceptible d'avoir un effet antidépresseur ainsi que sur la fatigue et l'anxiété.

Dans un autre domaine, les scientifiques français ont évoqué un effet bénéfique sur la qualité du sommeil quand la douche est pratiquée dans les heures qui précèdent le coucher.

Enfin, la douche froide pourrait même aider à brûler des calories à hauteur de 20 % de l'apport calorique d'une personne. En voilà une bonne nouvelle !

« Il convient cependant de respecter les contre-indications de la douche froide » précise le Dr Saldmann. En cas de problèmes cardiaques ou respiratoires, il est recommandé de demander un avis médical.

Conseil pratique

Commencez progressivement par de l'eau chaude, puis passez à l'eau tiède puis à l'eau froide et restez sous la douche entre 3 et 5 minutes. La sensation de bien-être et d'énergie est ressentie immédiatement.

La spiritualité

Durant des siècles, la spiritualité n'a existé qu'à travers des pratiques religieuses. Ce n'est plus le cas. Le déclin de la fréquentation des lieux de culte n'a pour autant pas effacé les grandes questions que se pose tout individu : quel est le sens de la vie, sa finalité, comment accepter la mort ?

Le vieillissement, lorsque nous sommes débarrassées des soucis de la vie professionnelle et de l'éducation des enfants, permet d'acquérir une certaine sérénité et de faire éventuellement une recherche sur soi-même, de confirmer ou modifier ses jugements, en un mot de faire un grand ménage. À cet égard, il ne faut pas reprocher aux gens âgés de trop parler de leur jeunesse, cela leur permet d'avoir une image positive d'eux-mêmes et d'accepter la vieillesse. Mettre de l'ordre dans ses souvenirs, donner une valeur à chaque épisode de son existence contribue à donner un sens à sa vie.

Quand on n'en parle pas, par pudeur sans doute, on peut se libérer par le biais d'un journal intime, genre biographie, que l'on voit fleurir dans les vitrines des librairies et qui sont le témoin d'une recherche du sens de la vie. Mettons à l'écart les livres de people que le sens de la vie préoccupe peu.

Nous vivons longtemps et, tant que nous sommes en bonne santé, avec l'idée inconsciente que nous sommes immortels. Souvent, c'est l'épreuve d'une maladie qui nous fait prendre conscience de l'échéance fatale ou encore le constat des nombreuses disparitions autour de nous.

L'affaiblissement des rites et l'emballement des rythmes de vie ont beaucoup contribué à escamoter les représentations de la mort. On se fait peur en se représentant la mort comme terrible. En un sens, c'est naturel parce que l'attachement à la vie est puissant. Aussi accompagner un mourant n'est-il pas simple. On ne triche plus. La relation d'écoute est à ce moment-là très riche. « On peut avoir vécu comme un chien et mourir comme un ange » a dit Elisabeth Kübler-Ross, célèbre psychiatre américaine qui a ouvert la porte aux soins palliatifs.

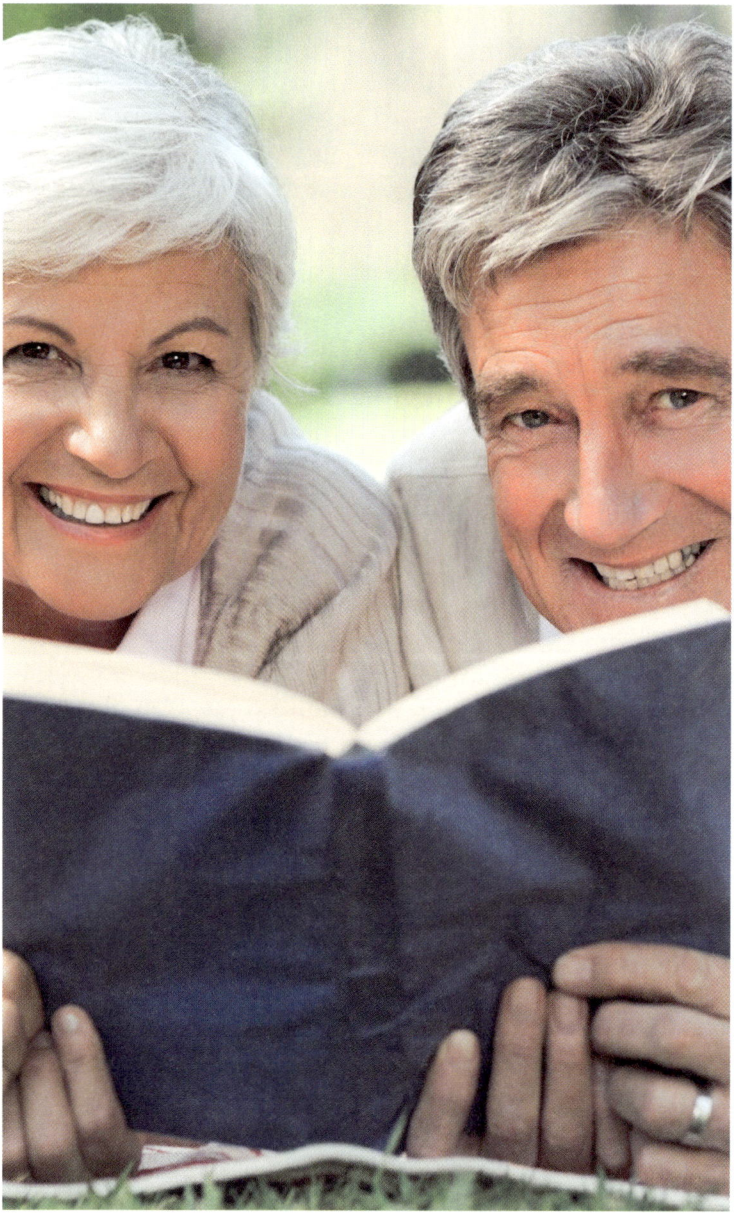

La santé

Quand on dit « santé », il nous vient forcément une image dans la tête. Chacun a la sienne, souvent inspirée par la publicité qui nous en donne une image idéalisée, rassurante. Dans les faits, la santé est un état d'équilibre propre à chaque individu.

Prendre des années n'est pas une maladie et les signes du « coup de vieux » ne sont pas forcément des stigmates spécifiques. Bien des femmes ont des cheveux blancs à 40 ans, la vue qui baisse, la peau moins lisse, une sexualité qui fléchit, des douleurs articulaires, ou des trous de mémoire et l'on en passe.

Il est vrai que ces gênes ou ces maux peuvent être les témoins d'un certain vieillissement. Mais il est vrai aussi que l'on n'est pas vieux quand l'un ou l'autre de ces ennuis vous touche de manière précoce.

Résumer le vieillissement à une impression de déclin n'est pas raisonnable. Profitez plutôt des innombrables progrès médicaux pour voir les choses positivement. La médecine guérit de plus en plus mais l'information, les connaissances permettent également d'éviter ou de retarder l'arrivée de l'âge grâce à une meilleure hygiène de vie. Si de bonnes et simples habitudes permettraient à la collectivité de faire des économies, elles auraient aussi un effet bénéfique sur le bien-être de chacun.

Vous n'éviterez pas forcément les maladies en vous informant mais vous saurez ce qui est normal et ce qui anormal.

Vous devez vous sentir responsable, prendre soin de vous intelligemment et consulter chaque fois que vous soupçonnez quelque chose d'anormal.
Des problèmes se posent souvent après une maladie. D'abord parce que, parfois, l'épreuve nous a fait changer. On a l'impression d'avoir pris un "coup de vieux". On est découragée. Il faut reconnaître en outre que les médecins ne pensent pas souvent à avertir leurs patients de ce risque qui accompagne la récupération. On ne peut que compter sur ses propres capacités d'adaptation pour se sortir de ce sentiment d'abandon. Heureusement, certaines associations s'y consacrent dans le cadre de la «qualité de vie». D'autant que dans le cas d'une maladie chronique et de traitements longs et pénibles, il faudra accompagner le patient dans l'adoption d'un nouveau mode de vie, de nouveaux rythmes, d'un renoncement à certaines habitudes et, globalement, à une nouvelle manière de voir la vie.

La médecine prédictive est-il bon de tout savoir ?

La médecine prédictive repose sur l'utilisation des tests génétiques. Grâce à elle, il deviendrait ainsi possible de prévenir certaines maladies ou du moins, de s'y préparer. Les points de vue, on s'en doute, sont très divisés entre le «droit de savoir» prôné par certains et l'angoisse ainsi provoquée chez les autres. Face à la perspective d'une maladie, chacun réagit à sa façon.
Ces tests sont utiles pour les maladies génétiques mais pas pour les autres. De nombreuses maladies échappent aux tests : virus, bactéries, parasites, et autres.
La médecine prédictive se penche sur l'histoire de toute une famille. Si une maladie héréditaire est

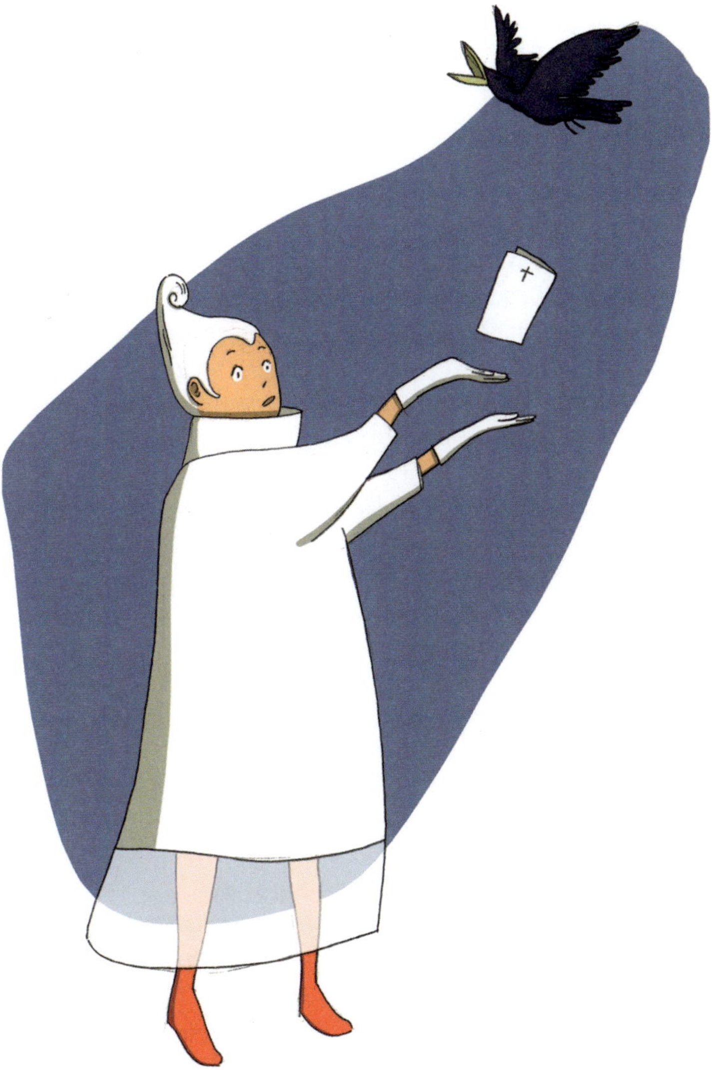

découverte, elle concerne non seulement le patient mais aussi d'autres membres de la famille qui, dans l'ignorance, risqueraient de développer ou transmettre la maladie.

Pour les spécialistes, les bénéfices de cette médecine sont indiscutables pour diagnostiquer précocement les cancers familiaux (le sein par exemple) et certaines maladies génétiques telles la mucoviscidose ou les myopathies. Depuis 1999, avec le diagnostic préimplantatoire, il est même possible, dans des cadres très restreints, de vérifier, avant l'implantation, qu'un embryon destiné à la fécondation in vitro est indemne d'une maladie héréditaire.

Actuellement, la loi ne permet pas l'utilisation discriminatoire d'informations génétiques dans le domaine des assurances et de l'emploi. De même, la médecine du travail protège les salariés. Mais comment les protéger si certains présentaient un risque de maladie en étant exposés à des produits nocifs pour eux ? Et comment respecter alors la liberté de choisir son métier ?

Deux questions se posent : le principe de non discrimination sera-t-il un jour menacé ? La médecine prédictive ne risque-t-elle pas, en désignant à l'avance ceux qui seront malades et ceux qui ne le seront pas, de rompre l'égalité face au risque qui fonde la solidarité ?

Le système immunitaire

Commençons par le système immunitaire car il est la clé de voûte de notre santé et de notre longévité. Les cellules immunitaires sont un peu comme une armée de soldats dont les uns seraient chargés d'identifier les dangers, les autres de les combattre. Sans système immunitaire en bon état, la vie est en danger. Or il décline progressivement avec l'âge et le corps devient plus alors vulnérable aux infections qui sont de plus en plus fréquentes et nombreuses. C'est la raison pour laquelle une personne âgée peut succomber à une simple grippe, voire à une éraflure qui expose à une foule de microbes, partout présents.

Les signes

Un système immunitaire affaibli peut se manifester de différentes manières :
- Une fatigue persistante qui cache parfois un stress chronique ou un manque de sommeil, deux éléments qui affaiblissent l'immunité ;
- Une sensibilité particulière aux infections (rhumes fréquents par exemple) ;
- Des blessures qui prennent du temps à guérir et à cicatriser.

Les personnes âgées ont un système immunitaire qui répond de façon moins rapide et moins forte aux infections que les personnes d'âge moyen. Leur appétit modéré et leur alimentation moins variée l'expliquent en partie. L'amincissement de la peau, l'assèchement des muqueuses et la guérison plus lente des plaies y contribuent également. Les personnes âgées sont par conséquent exposées à davantage de risques.

Les risques à ne pas prendre

- Les excès de sédentarité ou à l'inverse l'excès d'activité ;
- Le manque de sommeil : une nuit de 7 heures est un minimum ;
- Le stress chronique qui réduit la capacité du système immunitaire à réagir ;
- L'exposition aux toxines (produits chimiques, herbicides, fruits et légumes vaporisés d'insecticides) ;
- L'exposition aux polluants atmosphériques ;
- La prise de poids et, pire l'obésité ;
- Les infections transmises sexuellement ;
- Le tabac ;
- L'utilisation abusive d'antibiotiques – demandez à

votre médecin ce que vous devez prendre pour renforcer la flore intestinale.

Renforcer le système immunitaire

Il est possible de renforcer notre système immunitaire mais c'est un travail quotidien. Voici les habitudes de vie qui, d'après les connaissances actuelles, fournissent les meilleures chances de conserver un système immunitaire efficace et vigoureux :

• Une alimentation saine est de rigueur. Si vous manifestez des signes de faiblesse immunitaire, faites-vous prescrire une prise de sang dont le médecin examinera les résultats et faites évaluer vos habitudes alimentaires par un nutritionniste ;

• Il se peut que l'exercice ait aussi un effet direct sur l'immunité car il permettrait aux diverses substances immunitaires de circuler plus librement dans le corps. Cela a été démontré chez les personnes âgées.

• Trouvez le moyen de vous mettre à l'abri du stress. Le danger ne vient pas des stress ponctuels mais des stress constants et fréquents, comme ceux que subissent les femmes qui font deux journées en une en travaillant et en s'occupant des enfants et de la maison.

Les traitements médicaux

La médecine propose divers médicaments pour traiter une infection ou en réduire les risques : la vaccination, les antibiotiques, les antiviraux.

Dans les cas où il est nécessaire de renforcer en urgence le système immunitaire, les médecins disposent d'une méthode nommée sérothérapie, qui permet d'apporter des anticorps et qui procure une immunité de courte durée (un petit mois) mais efficace immédiatement.

Enfin, certaines interventions de nature psychologique pourraient avoir des effets positifs sur l'immunité.

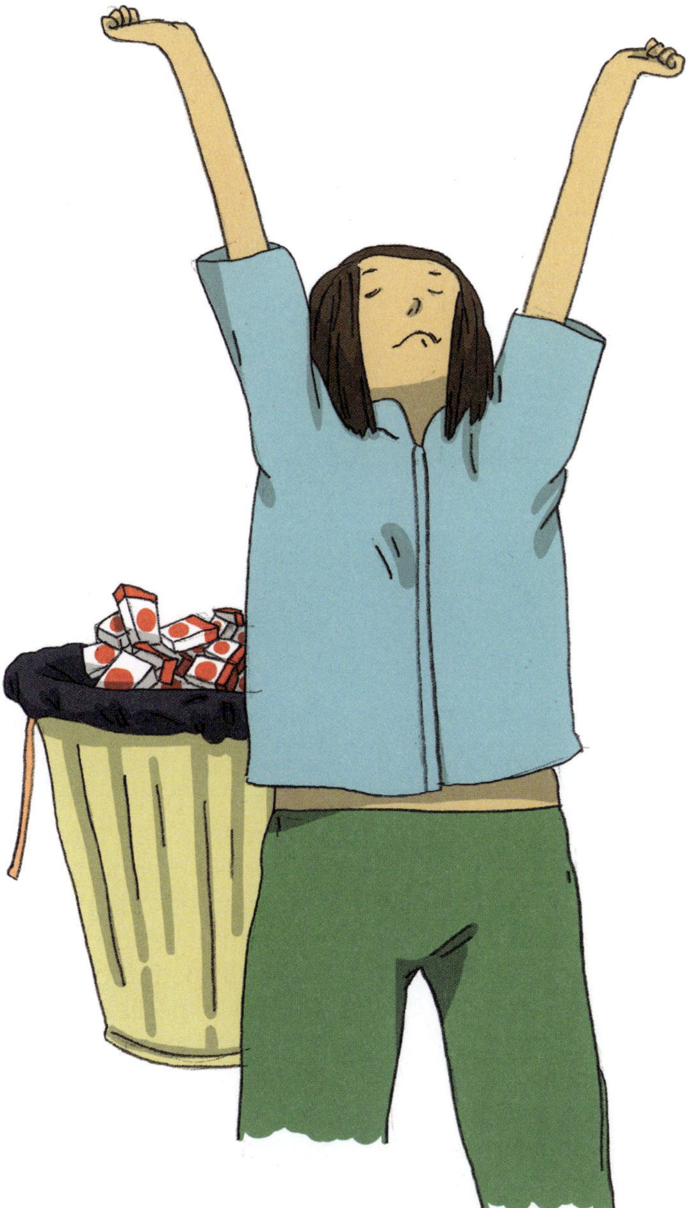

Les maladies cardiovasculaires

À juste titre, nous avons peur du cancer. Cependant, les maladies cardiovasculaires sont la première cause de mortalité en France avec 180 000 décès et nous sommes néanmoins mieux placés que les pays anglo-saxons et ceux du Nord de l'Europe. L'OMS estime à 17, 1 millions le nombre de décès imputables aux maladies cardiovasculaires dans le monde, soit 29 % de la population mondiale totale. D'ici 2030, près de 23, 6 millions de personnes mourront d'une maladie cardiovasculaire – cardiopathie ou accident vasculaire cérébral (AVC) principalement. En dépit de ces chiffres, n'oublions pas que ces maladies ont fortement régressé depuis le début des années 1980. Ces progrès concernent avant tout les maladies vasculaires cérébrales dont la fréquence s'est abaissée notablement grâce à une meilleure prise en charge de l'hypertension artérielle, affection qui constituait autrefois la principale accidents des accidents vasculaires cérébraux.

La plupart des maladies cardiaques ne sont pas congénitales mais acquises, et les facteurs qui les favorisent sont connus. Sur certains de ces facteurs, on ne peut rien, comme l'âge, le sexe, l'hérédité. En revanche on peut agir sur l'hypertension artérielle (risque multiplié par 3 chez les femmes), l'hypercholestérolémie, le diabète (risque multiplié par 8 chez les femmes), le tabagisme (risque augmenté de 30 % chez les femmes), la sédentarité, l'alcoolisme. Et le plus tôt sera le mieux.

Quelles sont ces maladies ?

Elles forment un ensemble d'affections touchant le cœur et les vaisseaux sanguins :

- Les cardiopathies coronariennes, touchant les

vaisseaux sanguins qui alimentent le muscle cardiaque ;
- Les maladies cérébrovasculaires, touchant les vaisseaux qui alimentent le cerveau ;
- Les artériopathies périphériques, touchant les vaisseaux qui alimentent les bras et les jambes ;
- Les cardiopathies rhumatismales, résultant d'un rhumatisme articulaire aigu ;
- Les malformations cardiaques congénitales ;
- Les thromboses veineuses profondes et les embolies pulmonaires ;
- Les infarctus et AVC, plus mortels chez les femmes que chez les hommes, sont dus au blocage d'une artère empêchant le sang de parvenir au cœur ou au cerveau. Leur cause la plus courante est la constitution d'un dépôt gras sur les parois internes des vaisseaux alimentant ces organes.

Les maladies cardiovasculaires touchent les femmes environ 10 ans plus tard que les hommes, probablement en raison de la protection que leur apporte les hormones avant la ménopause.

Les symptômes

Il est très fréquent qu'une maladie cardiovasculaire ne donne aucun symptôme avant-coureur. L'AVC ou l'infarctus vous tombe dessus sans aucun préavis. Un infarctus peut cependant s'annoncer par quelques signes : douleur et gêne dans la partie centrale de la poitrine, des bras, de l'épaule gauche, des coudes, de la mâchoire ou du dos.

Quant à l'AVC, il donne la sensation d'une intense faiblesse à la face, au bras ou la jambe, en particulier d'un seul côté du corps. Il provoque aussi une difficulté à parler, à marcher en raison de pertes d'équilibre, des difficultés visuelles touchant un œil ou les deux.

Dans les deux cas – infarctus ou AVC –, il faut appeler les secours au plus

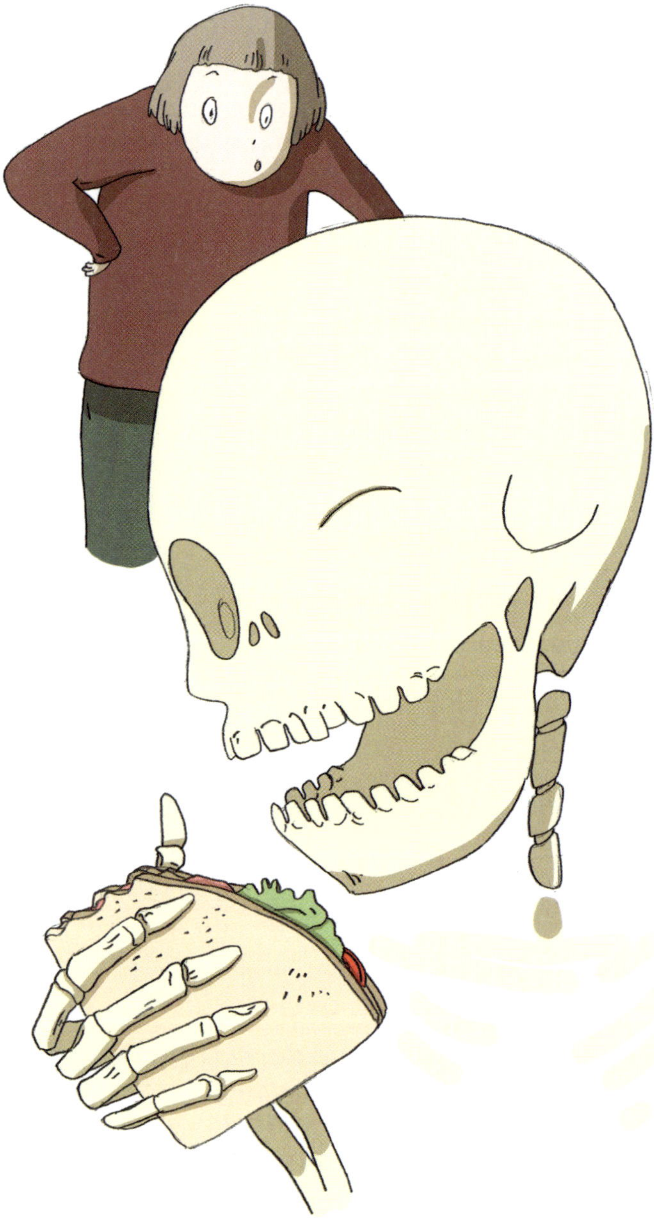

vite. Prenez la précaution d'avoir toujours sous la main le numéro de téléphone des pompiers et celui du SAMU. Ce n'est pas une formule, chaque minute compte.

Divers traitements

Ils vont des médicaments à la transplantation cardiaque ! Les interventions comprennent le pontage coronarien, l'angioplastie par ballonnet (très fréquente) qui consiste à faire passer un dispositif à travers une artère bouchée pour la désobstruer.

L'ostéoporose

Si l'ostéoporose est désormais reconnue comme un véritable problème de santé publique, c'est que cette opinion se fonde sur des chiffres : les experts estiment que cette maladie touche 30 % des femmes de 50 ans et 50 % des plus de 60 ans. Soit entre 2, 1 et 2, 4 millions de fractures vertébrales et 50 000 fractures du fémur.

Cependant, depuis une dizaine d'années, le diagnostic de l'ostéoporose (augmentation de la porosité de l'os) n'implique plus forcément la fracture. En effet, la densité minérale osseuse (DMO) permet le diagnostic de cette « maladie des os fragiles ». Cette DMO est déterminée par un examen de référence utilisant les rayons X, l'absorptiométrie ou ostéodensitométrie, remboursé aux femmes à risques depuis 2006 par la sécurité sociale.

À savoir

L'obésité augmente le risque de mort prématurée due à des accidents cardiovasculaires comme l'hypertension, un AVC ou un infarctus. L'hypertension, le diabète, l'excès de cholestérol sont de 2 à 6 fois plus fréquents chez les femmes fortes.

L'os est vivant

On imagine que l'os est inerte et dur. Pas du tout. Il est bien vivant et est en perpétuel renouvellement. S'y affrontent deux sortes de cellules : les ostéoblastes qui le construisent, les ostéoclastes qui le détruisent. Qu'un déséquilibre s'installe et la maladie apparaît, ce qui signifie évidemment une augmentation des risques de fractures.

Les facteurs de risque

La densité osseuse diminue de façon physiologique au fil des ans et ce dès 40 ans. Les femmes au-delà de 60 ans sont particulièrement concernées et plus de la moitié d'entre nous sont touchées parce que les femmes ont un capital osseux moins important que celui des hommes mais aussi – et surtout – en raison de la carence hormonale qui s'installe à la ménopause. Peuvent s'y ajouter un régime pauvre en calcium (constructeur de l'os), la sédentarité, un déficit en vitamine D, le tabagisme et l'alcoolisme.

Aucun symptôme précurseur, sauf en cas de fractures localisées essentiellement au poignet, à la hanche (col du fémur), sur la colonne vertébrale, dorsale et lombaire.

Ces tassements vertébraux, encore qu'à présent on parle plutôt de fractures des vertèbres, sont estimés à 50 000 par an dans notre pays. Ils se manifestent par des douleurs dorsales aigues après un effort léger, une cyphose (déformation de la colonne vertébrale), une diminution de la taille (un tassement

À savoir

Les fractures du col du fémur sont trois fois plus fréquentes chez les grandes buveuses de café (plus de 4 tasses par jour). Le café est diurétique et augmente l'élimination du calcium.

vertébral peut faire perdre 1 ou 2 cm, voire beaucoup plus si les tassements sont multiples).

Les traitements

Des traitements de la douleur par analgésiques et anti-inflammatoires existent et permettent d'exclure la nécessité d'une intervention chirurgicale par scanner ou résonance magnétique nucléaire. Des exercices d'hyperextention chez un kinésithérapeute peuvent aussi être mis en œuvre. Et bien entendu, il existe des traitements de fond par médicaments.

Conseils pratiques

• À tous les âges de la vie, en cas de bilan calcique négatif, prendre du calcium ;
• Prévenir l'ostéoporose par une alimentation riche en calcium, de l'exercice physique, l'abstinence de tabac et d'alcool ;
• Lors de la ménopause et en cas de traitement hormonal, compléter le traitement par du calcium et de la vitamine D (à voir avec le médecin) ;
• Pratiquer des activités qui renforcent les os telle la marche à pied.

La ménopause

Oui, c'est un tournant. Oui, c'est une épreuve. Mais à notre époque ce n'est pas non plus une galère. En outre, l'âge ne nous prend pas « par surprise », comme disait Goethe, la ménopause s'annonce dès 40-45 ans, âges auxquels la mécanique biologique peut commencer à avoir des ratés qui se précisent vers 48 ans. Les cycles menstruels se mettent à claudiquer, les règles sont parfois abondantes, parfois inexistantes. Le syndrome prémenstruel s'aggrave (prise de poids, maux de tête, tension mammaire). On a plutôt de la chance, 50 ans aujourd'hui correspondent à 30 ans autrefois, et c'est à la médecine

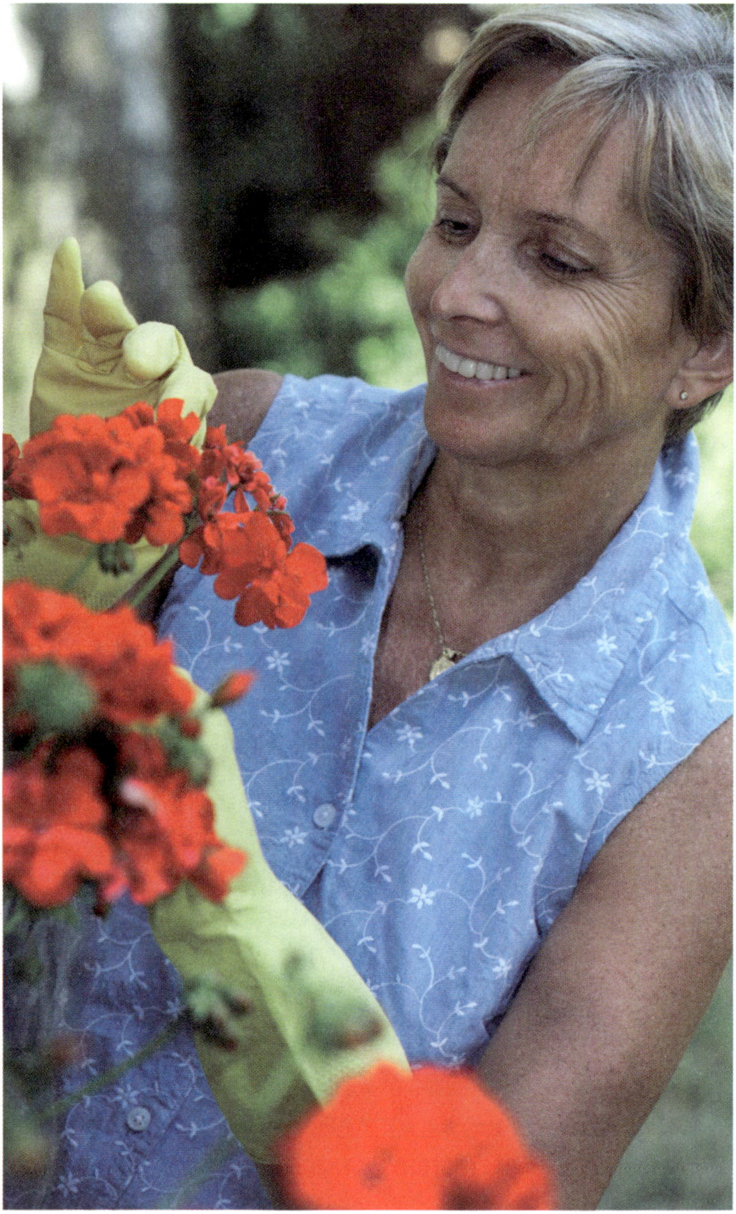

et à une meilleure hygiène de vie que nous le devons. Et la médecine peut continuer à nous aider en nous proposant des traitements qui respectent la physiologie mais qui ont aussi des répercussions positives sur la peau, les cheveux, la silhouette, la tonicité.
Pourtant, ce traitement dit THS (traitement hormonal substitutif), qui a pour objectif de lutter contre les conséquences de l'arrêt des sécrétions d'œstrogènes par les ovaires, a des avantages et des inconvénients. Aussi est-il un libre choix de la part des femmes. Betty Friedan, célèbre féministe américaine, a écrit dans *La Révolte du troisième âge* (Albin Michel) à propos de ce qu'elle nomme la « ménopause mania », que ce n'est qu'à partir du moment où les chercheurs ont pu synthétiser des hormones que la médecine a décidé que la ménopause devait être considérée et traitée comme une maladie. Elle n'a pas complètement tort. Jusqu'à une époque assez récente, le problème ne se posait pas. Sans remonter à l'Antiquité, l'espérance de vie dans les années 1900 était de 50 ans. Ne parlons pas des siècles passés, la ménopause y était inconnue… et pour cause !
Il y a aujourd'hui en France 11 millions de femmes ménopausées dont plus de 6 millions ont plus de 65 ans (selon les chiffres de l'Association française pour l'étude de la ménopause). Le THS est surtout prescrit dans les pays occidentaux et existe depuis plus de 30 ans. Son apparition a été une bombe tant il promettait de changer la vie des femmes. Puis il y a eu des polémiques. Essayons de faire le point, tout en tenant compte que ce livre n'est pas un essai médical et que nous nous bornerons à un tour d'horizon. La ménopause reste prioritairement une histoire entre la femme et son médecin.

La base

Les hormones prescrites sont habituellement de deux sortes :

• Les œstrogènes : seul l'œstradiol, hormone naturelle, est utilisé en France sous forme de gels, patchs, comprimés et aérosols nasaux ;

• La progestérone ou un progestatif de formule chimique proche, sous forme de comprimés, qui confère des propriétés légèrement différentes.

Il existe également des traitements combinant les deux et se présentant sous forme de plaquettes comparables à celles des pilules contraceptives ou sous forme de timbres.

Enfin, on peut choisir entre le traitement avec ou sans règles, avec les mêmes produits mais prescrits de manière différente.

Chaque femme est un cas particulier dont la réaction et la tolérance sont personnels et il ne faut pas s'étonner que le médecin soit amené à faire des changements au cours des premiers mois afin de trouver le traitement adapté.

Effets bénéfiques

Le THS améliore la qualité de vie en ce qui concerne en particulier les bouffées de chaleur et les sueurs si déplaisantes, souvent nocturnes et sources de réveils et d'insomnies. Le sommeil se restaure avec le traitement et, avec lui, la fatigue et l'humeur. Le THS atténue ou supprime la sécheresse vaginale, préservant ainsi la vie de couple et la sexualité. Les infections urinaires se montrent aussi moins fréquentes.

Encore mieux : nous savons que la masse osseuse diminue avec l'âge. Sans traitement, cette perte s'accélère lors de la ménopause et plus d'une femme sur trois est victime d'une fracture du poignet, d'un tassement de vertèbres ou d'une fracture du col du fémur.

Le traitement n'exclue pas la gymnastique et la marche, l'arrêt – si possible – du tabac, et un apport en calcium suffisant.

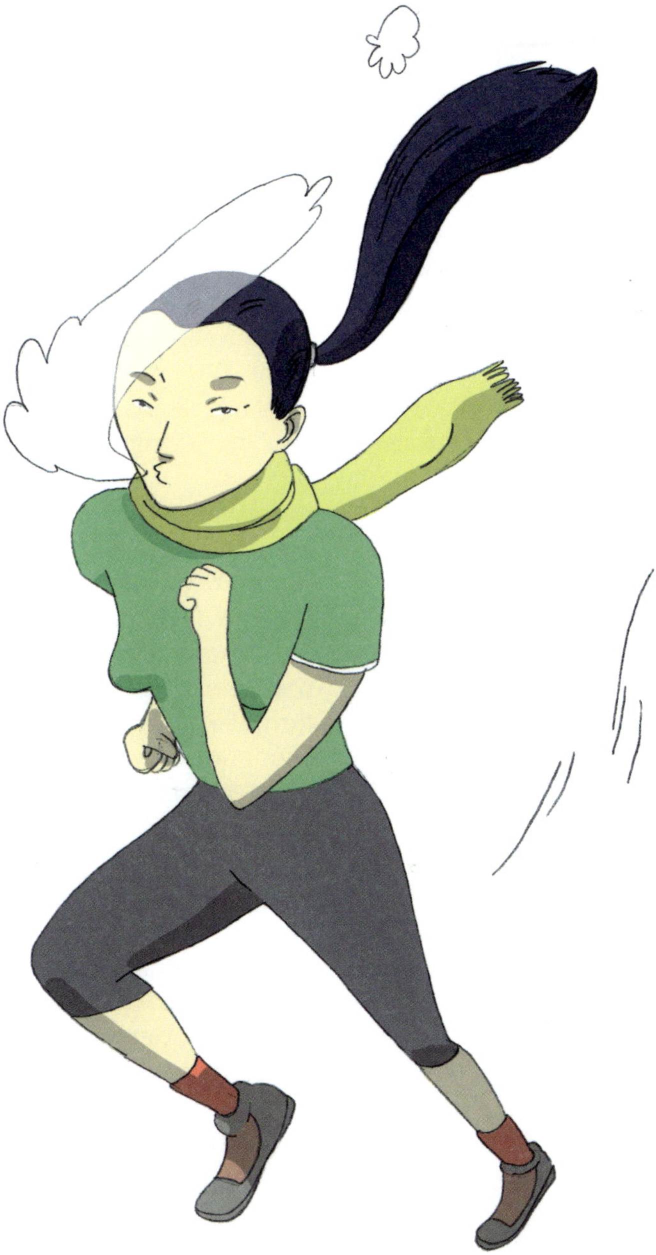

Reste les maladies cardio-vasculaires : les médecins ont longtemps pensé que le THS pouvait en protéger, ce qui a été mis en cause par différentes études. Ce sujet doit impérativement être évoqué avec le médecin, tout comme les risques de cancer du sein. N'oubliez jamais que toute prise de médicaments implique des risques et des effets secondaires et cela concerne donc aussi les hormones.

Le choix du THS reste donc une affaire personnelle et on a le droit de le refuser, bien que les risques éventuels sont de mieux en mieux maîtrisés. Il reste néanmoins les inconvénients dont certaines femmes ne veulent pas, ne serait-ce que l'obligation d'un suivi médical régulier et fastidieux, et la prise quotidienne d'un médicament. Tout cela mérite d'être soigneusement discuté avec le médecin.

Traitements non-hormonaux

Plusieurs traitements non hormonaux sont disponibles contre les bouffées de chaleur mais les résultats sont aléatoires et variables selon les personnes. On trouve également des produits actifs sur l'os. Ils sont utiles en cas de contre-indication du THS – qui sont peu nombreuses et se limitent à un antécédent de cancer du sein ou une phlébite récente. D'autres maladies plus rares ne constituent pas une contre-indication formelle mais exigent des précautions. La seule garantie pour se prémunir d'un incident est de tout dire de son histoire médicale au médecin lors de la consultation.

Enfin, la sécheresse vaginale peut aussi être combattue par des traitements hormonaux ou non.

La prise de poids

On grossit en vieillissant, avec ou sans THS. Cette évolution provient directement du métabolisme et de la sédentarité. Mais la ménopause est une période de plus grande vulnérabilité. Convenablement dosé, le THS ne devrait pas faire grossir. Il n'en reste pas moins qu'une alimentation saine et équilibrée et de l'exercice physique régulier peuvent considérablement aider en cette période charnière pour prévenir la prise de poids.

La nutrition anti-âge

Le « régime ménopause » n'existe pas et aucun aliment ne nous fera rajeunir. En période de ménopause, la répartition des graisses et leur stockage se modifient. Elles passent de la partie inférieure du corps, cuisses et fesses, à la partie supérieure, hanches et ventre, avec une prédilection pour l'abdomen, comme les hommes. On se serait bien passées de ce point d'égalité-là !

Les femmes développent aussi une tendance à l'excès de cholestérol et de triglycérides, qui va les exposer à un plus grand risque de maladies cardiovasculaires. À propos du cholestérol, il faut savoir que les stérols végétaux peuvent être une aide. Ces composants naturels présents à faible dose dans les végétaux abaissent le taux de cholestérol en

Les stérols végétaux

Toutes les plantes en contiennent. Ils sont présents en grande quantité dans les huiles végétales non raffinées (sésame, maïs, olive), dans le germe de blé, les amandes, le son de blé, les produits laitiers enrichis en stérols comme les yaourts, les fromages à faible taux de matière grasse, les margarines, les mayonnaises, les sauces pour salades.

contrariant son absorption par l'intestin. Le cholestérol est alors éliminé en plus grande quantité dans les selles. Consommer quotidiennement et en quantité suffisante des végétaux peut donc présenter un intérêt certain pour les femmes ménopausées.
Pour limiter la prise de poids, il n'y a pas trente-six solutions mais une : diminuer la taille des portions tout en maintenant un rythme de 3 à 4 repas par jour, en évitant l'alcool et les boissons sucrées, en faisant attention aux graisses présentes dans les charcuteries, les viandes grasses, les pâtisseries, les fromages ou certains plats cuisinés. Et pas trop de sel !

Les seins et le cancer

Cinquante mille nouveaux cas par an, ce n'est pas rien ! Soit 1 femme sur 9 en France.
Cependant, pas d'affolement : le traitement de ce cancer a fait tellement de progrès que les traitements, qui restent une épreuve, sont de plus en plus efficaces, et cette maladie est bien moins mortelle que dans le passé grâce au dépistage et au diagnostic précoce.

Différentes formes

Il existe différentes formes de cancers du sein, chacune ayant une évolution qui lui est propre. Le taux de survie des cancers non invasifs est très bon.
La maladie touche rarement les femmes de moins de 30 ans. La plupart des cas (85 % environ) surviennent à 50 ans et plus. L'intervention du THS dans l'apparition du cancer du sein a été très discutée, certaines études ont démontré que la prise de pilule pouvait accroître le risque, d'autres disant le contraire. Aucune certitude à l'heure actuelle, donc.

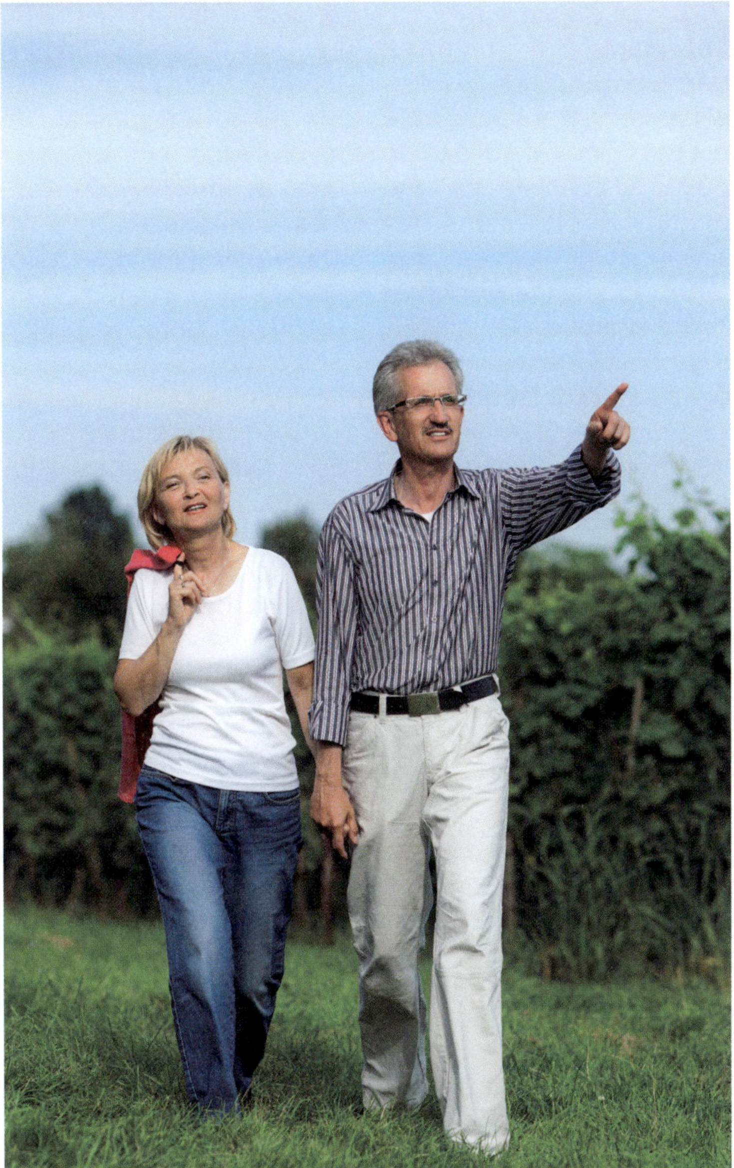

Le dépistage

Le dépistage organisé par les pouvoirs publics et généralisé à l'ensemble du territoire existe depuis 2004. Il consiste en une mammographie tous les deux ans, vérifiée par deux médecins, entièrement gratuite. Ce dépistage concerne les femmes âgées de 50 à 74 ans.

Le Comité féminin de dépistage du cancer du sein fait à cet égard un gros travail d'information et incite les femmes à s'y rendre. En effet, celles qui ne consultent pas régulièrement leur médecin ou gynécologue peuvent ainsi bénéficier d'un diagnostic.

Et après…

Si le dépistage a décelé une anomalie, suit une consultation auprès d'un spécialiste et la terrible annonce : «Oui, Madame, c'est un cancer.» Un tremblement de terre. On en ressort égarée, parfois au sens propre du terme car il arrive que l'on ne sache plus comment rentrer chez soi.

Et puis, c'est le traitement. Le plus souvent chimiothérapie et radiothérapie. Six mois, en général, de galère. Mais on s'en sort.

Pas la même qu'avant, c'est certain. L'épreuve nous enseigne une autre vision du monde. Les réactions sont tellement différentes d'une femme à l'autre qu'il est impossible, ici, d'en faire le tour.

Pour la plupart, c'est l'occasion d'une remise en questions, de s'apercevoir que nos priorités n'étaient pas les bonnes, qu'il y a des choses importantes, essentielles et le reste.

Vivre l'instant présent, savourer l'immédiat font partie des «bénéfices» que l'on tire de cet événement douloureux.

«Reprendre confiance en la vie et en soi, retrouver des raisons d'espérer en l'avenir, la volonté de faire des projets, retrouver le goût et l'amour de la vie se travaille» dit Catherine Adler, psycho-oncologue. Il faut faire appel à tous les moyens disponibles :

La fatigue
C'est le symptôme qui affecte le plus la vie des patientes. Elle continue même parfois à leur gâcher la vie après la maladie. La fatigue peut être due au cancer lui-même, aux traitements – dont la chimiothérapie dévastatrice et ses effets secondaires – mais aussi à des effets psychologiques comme le stress et l'appréhension.
Le Plan Cancer a souligné l'utilité des soins de support : massages, kinésithérapie, exercices physiques, ergothérapie, relaxation, balnéothérapie, stimulations sensorielles par la musique, entretiens avec une psychologue.
Les soins et les activités permettent de maintenir une relation quand la communication verbale devient difficile.

massages, réflexologie, psychothérapie, relaxation, yoga, acupuncture, etc. Rien n'est superflu.

Pour celles qui n'en ont pas les moyens financiers, il existe des associations qui offrent des soins gratuits et de qualité en dehors du circuit médical.

Enfin, il est bon de se poser la question : Qu'ai-je fait pour moi et rien que pour moi ? Pour mon plaisir, mon épanouissement ? Les réponses à ces questions peuvent aider à changer de comportement, tout en sachant que les cicatrices dues au cancer blanchiront mais ne s'effaceront jamais tout à fait.

La vie quotidienne

On doit se persuader que l'on ne doit pas se sentir coupable de ne pas fournir tout de suite un effort. Ne rien faire et se reposer est une priorité. Alterner activité physique et repos a souvent des effets bénéfiques. Quand cela est possible, un exercice modéré mais quotidien comme la

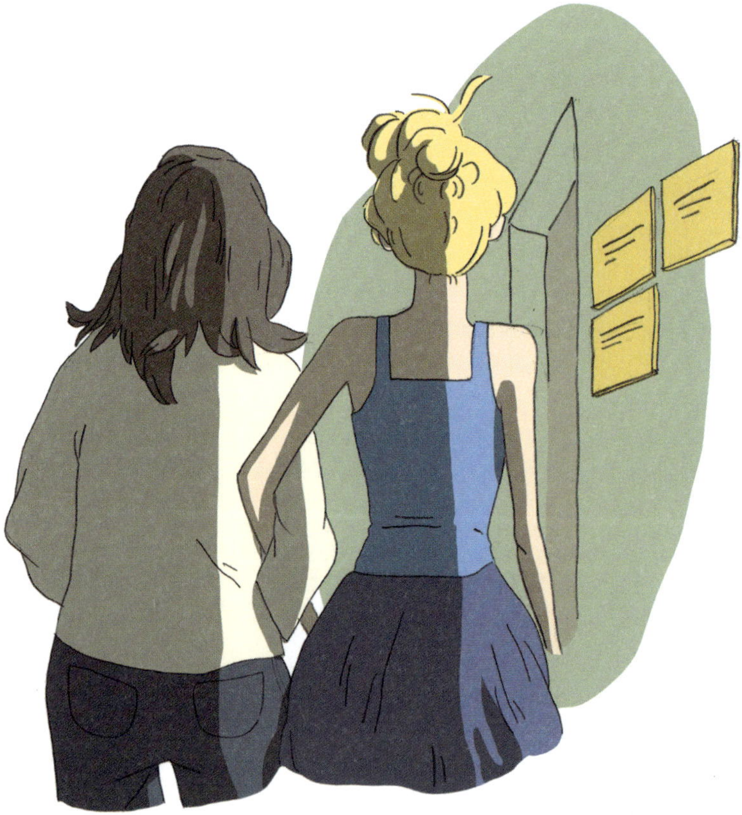

marche ou la bicyclette diminuent le stress et la fatigue et stimulent l'appétit. La natation est recommandée pour ses effets relaxants.

Bien des femmes disent « je suis une loque » avec découragement et lassitude. Et c'est vrai. Mais l'état physique et psychologique de la personne malade se modifie en fonction des étapes de la maladie. On doit se le répéter.

Cependant, la fatigue est parfois si intense qu'elle agit sur le comportement et que ces femmes donnent l'impression d'être irritables, de trop penser à elles-mêmes ou de réagir trop vivement. C'est probable mais il faut se mettre à leur place. La peur n'est pas bonne conseillère. Un conseil à l'entourage aussi, donc : courage !

Le col de l'utérus

C'est dans les pays du Tiers Monde que le cancer du col de l'utérus cause le plus de ravages. Dans le monde, y compris notre pays, il représente la 2e cause des cancers féminins. Ce cancer est provoqué par des virus nommés Papillomavirus (HPV) que l'on retrouve dans 80 % à 90 % de ces maladies. Ces infections sont sexuellement transmissibles mais l'homme est généralement un « porteur sain » c'est-à-dire qu'il peut être atteint du virus sans aucune lésion ou signe visible. On ne saurait jamais trop répéter l'intérêt des rapports protégés dans les couples non stables.

Le seul avantage, si l'on peut dire, de ce cancer est qu'il peut être prévenu par la pratique régulière de frottis vaginaux qui dépistent les cellules précancéreuses.

Le principal signe d'atteinte est un saignement par les voies génitales, apparaissant le plus souvent lors d'un rapport sexuel, et ce en dehors des périodes de règles.

Le traitement est prioritairement chirurgical quand la lésion est superficielle (conisation) et permet

Le vaccin
Depuis 2006, il existe un vaccin qui constitue une étape importante dans la lutte contre le HPV. Il est proposé aux jeunes filles avant le début des rapports sexuels ou, au plus tard, pendant les deux premières années. Ces vaccins diminuent sérieusement les risques de contamination mais leur protection n'est pas absolue et ne dispense pas d'une surveillance gynécologique régulière.

d'assurer la guérison.
La guérison peut également nécessiter le recours à la radiothérapie et la chimiothérapie.

L'arthrose

L'arthrose se caractérise par une usure du cartilage articulaire qui, d'abord, se fissure et entrave le glissement normal des surfaces articulaires, puis augmente les frottements et érode progressivement le cartilage.
Cette dégénérescence est la maladie articulaire la plus fréquente, dont les premiers symptômes apparaissent entre 40 et 50 ans.
Au cours de la destruction cartilagineuse, de petits morceaux de cartilage peuvent se détacher et déclenchent alors des poussées inflammatoires qui se traduisent par une hypersécrétion de liquide et par un gonflement de l'articulation.

Facteurs de risques et signes

• L'âge, le poids, la ménopause ;
• L'arthrose familiale pour le genou, la hanche et la main.
• Des traumatismes créés par des travaux pénibles ou le sport, ce qui ne signifie pas que tous les hommes exposés aux travaux de force feront de l'arthrose s'ils n'y sont pas prédisposés génétiquement.

L'arthrose est déclenchée et aggravée par le mouvement. Monter un escalier avec une arthrose du genou est une épreuve, lever le bras pour l'arthrosique de l'épaule est à éviter, et la marche pour une personne atteinte d'arthrose de la hanche est douloureuse. Au repos, l'arthrose cesse ou s'atténue, elle grimpe tout au long de la journée pour être le soir à son maximum. Quand on souffre d'arthrose, les nuits ne sont pas un long fleuve tranquille. D'abord, elle gêne l'endormissement, puis la douleur provoque des réveils. Et malgré tout, l'arthrosique mange correctement, son état général est bon et, s'il dort mal, il n'a pas de fièvre et garde l'appétit.

Évolution inégale

Rapide chez les uns, lente chez les autres, elle se juge à la radiographie. Les lésions arthrosiques restent, hélas, irréversibles et aboutissent, outre à des déformations, à un raidissement articulaire parfois très sérieux et handicapant. La perte de poids améliore considérablement le confort des arthrosiques et retarde en outre l'évolution de la maladie.

Le soulagement des douleurs

Quand il y a douleur, la mise au repos est indispensable. Un appareillage (orthèse) permet d'éviter les déformations et de soutenir les articulations pour éviter la douleur. On l'utilise en particulier pour le pouce. En dehors des périodes très douloureuses, un exercice modéré est recommandé ; pour les articulations de la hanche, la bicyclette est à privilégier par rapport à la marche car elle use moins le cartilage de la hanche qui est alors déchargé du poids du corps.

Le médecin peut aussi prescrire des médicaments ou encore une thérapeutique physique : massages, physiothérapie, acupuncture, électrothérapie, ou encore des traitements par la chaleur (enveloppements chauds et bains).

Il existe aussi des cures thermales : certaines stations proposent des cures spécialisées où les eaux sont utilisées en douches jet, douches massage, douches sous-marines, bains très chauds ou rééducation en piscine, très utile car l'articulation est soulagée du poids du corps.

L'hypertension

Capricieuse tension artérielle qui change plusieurs fois en une même journée, selon l'heure, votre nervosité, vos émotions, qui baisse pendant le sommeil ou le repos, s'excite au cours de diverses activités et atteint des sommets en cas d'efforts violents, de froid intense ou de chaleur excessive. Elle chute après un bon repas, monte lors d'un examen difficile. Bref, elle est caractérielle.

L'hypertension contraint la pompe cardiaque à une surcharge de travail, la fatigue et provoque sa défaillance. Elle favorise aussi le dépôt des graisses sur et dans la paroi des artères (athérosclérose), notamment des coronaires, et peut entraîner à plus ou moins long terme angine de poitrine et infarctus ou encore une artérite si les jambes sont atteintes.

Pour couronner le tout, l'obstruction des artères peut toucher le cerveau en provoquant la destruction des cellules cérébrales, ce qui peut avoir des conséquences graves : paralysie, perte de la parole, baisse de la capacité intellectuelle, démence.

L'hypertension augmente avec l'âge car les artères durcissent, ce qui ne signifie pas qu'elle puisse être considérée comme « normale » chez les personnes âgées, dont certaines peuvent avoir toute leur vie une tension de jeune gens.

Toutefois, chez les personnes de plus de 60 ans, 4 personnes sur 10 sont hypertendues.
Quand les artères durcissent, c'est en particulier la pression maximale (la systolique) qui augmente par rapport à la minimale (diastolique). La différence entre les deux définit la pression artérielle. C'est elle qui signale la rigidité des artères : plus cette différence est élevée, plus les artères sont rigides. Chez une personne âgée, la difficulté du traitement est représentée par l'extrême variabilité de la tension artérielle au cours de la journée mais aussi aux changements de position. Le passage de la position assise ou couchée à la position debout déclenche une hypotension, qui se manifeste par des vertiges, une grande lassitude, et gêne considérablement le traitement médical.
On voit l'intérêt de faire surveiller régulièrement sa tension avant qu'apparaissent certains signes : essoufflement anormal, douleurs dans la poitrine, maux de tête matinaux, vertiges, bourdonnements d'oreilles, besoins fréquents d'uriner la nuit.

Vos risques

- Parents hypertendus ;
- Anxiété, nervosité, mauvais sommeil, tabagisme ;
- Pilule associée au tabac ;
- Excès alimentaires répétés ;
- Sédentarité ;
- Surpoids ;
- Grossesse ;
- Avoir plus de 50 ans.

Une consolation, le traitement par médicaments est heureusement simple et efficace s'il est accompagné du respect des règles d'hygiène de vie suivantes : activité physique, pas de stress, limitation du sel, du café et du thé. Les personnes âgées sont les plus difficiles à soigner pour des raisons de tolérance, en effet, ce traitement, s'il est mal réglé, peut entraîner des effets secondaires. Mais les médecins estiment qu'au-delà de 75 ans

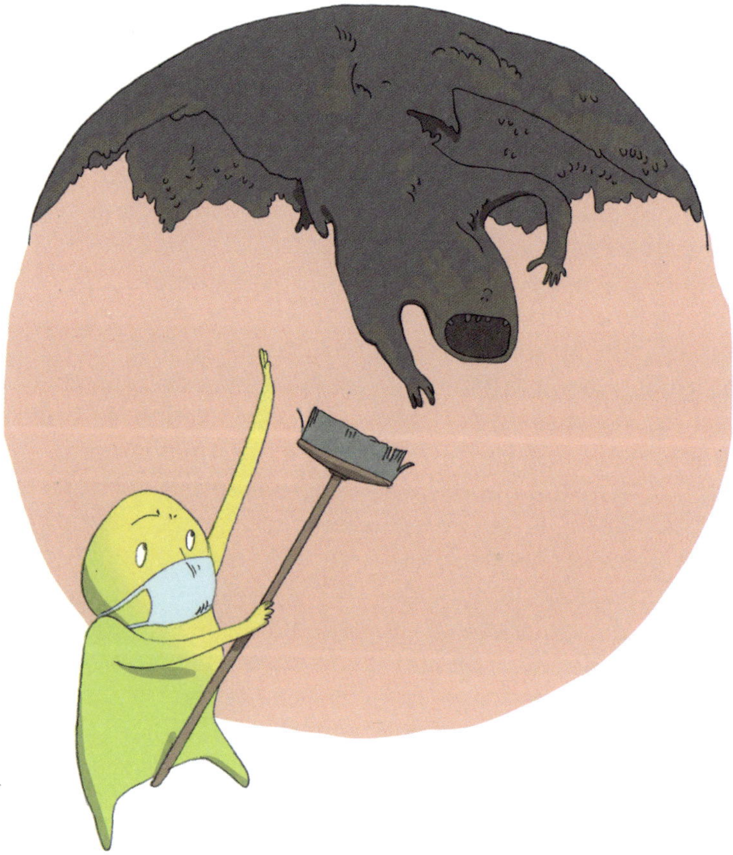

il n'y a plus de bénéfice à traiter médicalement une hypertension, par rapport aux risques encourus en cas de traitement.

Conseils pratiques

• Essayer de perdre du poids, cette mesure peut parfois suffire à elle seule à normaliser la tension. Cela vaut la peine d'essayer !
• Arrêter le tabac ;
• Limiter la consommation d'alcool à 3 verres de vin par jour ;
• Réduire le sel ;
• Éviter autant qu'il est possible le surmenage et le stress.

Le cholestérol

Il est présent dans toutes les cellules. Il s'agit d'un lipide très important d'un point de vue métabolique en tant que précurseur des hormones stéroïdes. Le cholestérol provient des graisses animales et également du foie, où il est synthétisé en grande partie.
Le taux de cholestérol total augmente avec l'âge jusqu'à 70 ans. Le HDL, couramment appelé «bon cholestérol», protège contre l'athérosclérose. Son taux est stable. En revanche, le LDL, ou «mauvais cholestérol», évolue pendant les deux tiers de l'existence.
L'excès de cholestérol menace principalement les personnes obèses ou trop fortes. Les études ont démontré une surmortalité cardiovasculaire chez les personnes de moins de

Les valeurs de référence

Les dernières recommandations de l'Organisation Mondiale de la Santé (OMS) indiquent que c'est à partir de 16/9, 5 que l'on est considéré comme hypertendu, mais des correctifs sont à apporter en fonction de l'âge, car à partir de 70 ans, la tension artérielle a tendance à s'élever de manière normale.

50 ans en cas de cholestérol trop élevé.

Avant d'engager un traitement médicamenteux, les médecins proposent une correction des erreurs diététiques (alcool, tabac, régime trop riche en graisses).

Bonne nouvelle : au-delà de 75 ans, il devient inutile se soucier de son taux de cholestérol.

Conseils pratiques

- Diminuez la consommation de corps gras d'origine animale, préférez le poisson et les volailles à la viande et des légumineuses (lentilles, soja) comme source de protéines ;
- Optez pour les huiles végétales : colza, maïs, soja, tournesol, olive, margarine ;
- Privilégiez les fibres apportées par les légumes crus ou cuits, les fruits, les céréales complètes et le pain complet ;
- Pas d'excès d'aliments sucrés.

Comment manger ?

Certains aliments sont plus chargés que d'autres en cholestérol.

Contenu moyen pour 100 g d'aliments

Cholestérol total *pour une personne sans facteur de risque*	inférieur ou égal à 2, 30g/l
Cholestérol total *pour une personne avec facteur de risque*	inférieur ou égal à 2g/l
Cholestérol HDL	supérieur ou égal à 0,55g/l
Cholestérol LDL *pour une personne sans facteur de risque*	inférieur ou égal à 1,50 g/l
Cholestérol LDL *pour une personne avec facteur de risque*	inférieur ou égal à 1, 20 g/l

- Abats, cervelle : 2000 mg
- Foie gras : 400 mg
- Foie : 300 mg
- Un œuf : 250 à 300 mg
- Pâté : 200 à 300 mg
- Volailles : 100 mg
- Saucisses : 100 mg
- Rillettes : 100 mg
- Poissons : 60 à 100 mg
- Jambon : 60 mg
- Jambon maigre : 30 mg

Le diabète

Il s'agit de l'augmentation du sucre (le glucose) dans le sang et il se définit par l'hyperglycémie.

En l'absence de diabète, la glycémie demeure à peu près constante grâce à l'insuline sécrétée par le pancréas.

Il existe deux sortes de diabète :

- Le premier, nommé insulinodépendant, est dû à une sécrétion insuffisante d'insuline par le pancréas. C'est le diabète de type 1 qui se déclare le plus souvent chez l'enfant ou l'adulte jeune ;
- Le diabète de type 2, le plus fréquent (non insulinodépendant, 90 % des cas), est celui de la maturité (plus de 40 ans). Les deux facteurs principaux qui le favorisent sont une prédisposition génétique et un poids excessif. Agissent ensuite l'âge et la sédentarité.

Le diabète augmente avec les années, de 10 % environ chez les plus de 65 ans et de 25 % après 80 ans, mais on ne peut pas attribuer un diabète uniquement à l'âge.

Des débuts tranquilles

À ses débuts, le diabète de type 2 entraîne peu ou pas de symptômes, c'est sans doute pourquoi des milliers de diabétiques ignorent qu'ils sont malades.

Une glycémie peut cependant être mesurée très simplement par une prise de sang ou estimée grâce à un lecteur de glycémie (glucomètre en pharmacie), qui permet d'analyser la glycémie sur une goutte de sang prélevée au bout du doigt.

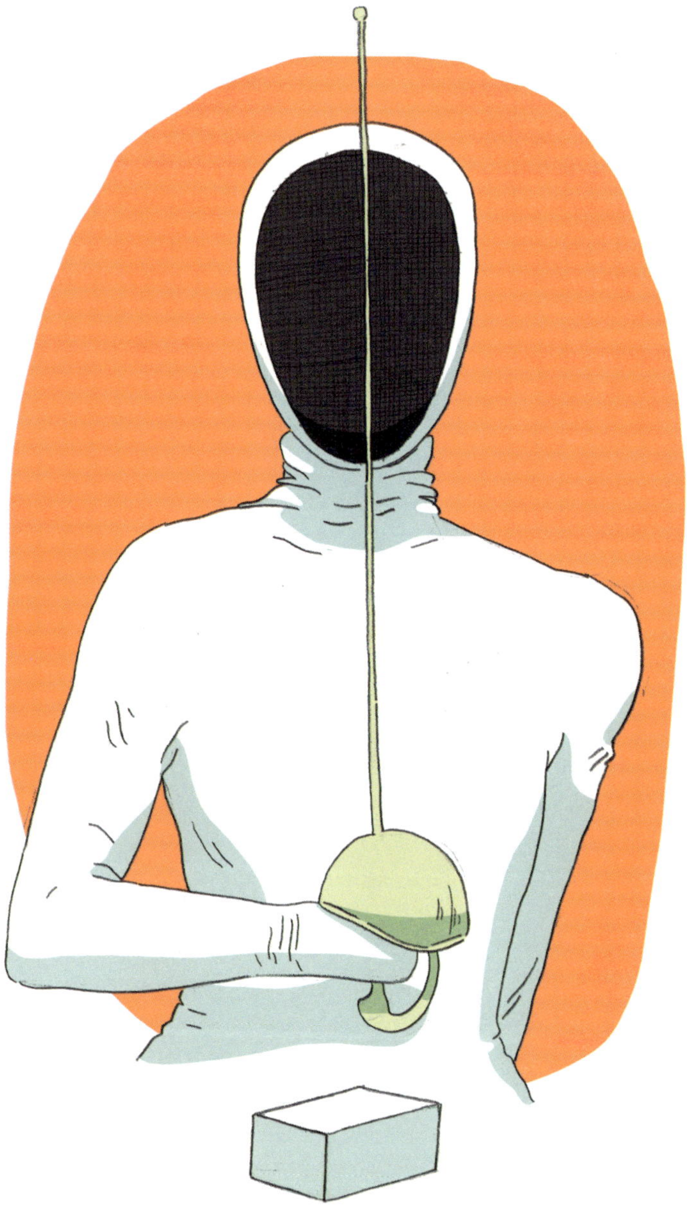

Quelques chiffres
Sur le plan mondial, la Fédération internationale du diabète prévoit que le nombre de personnes touchées par le diabète pourrait passer de 285 millions en 2010 à 438 millions en 2030. Le diabète de type 2 atteint aujourd'hui de plus en plus d'enfants et d'adolescents en raison de l'obésité ou du surpoids, qui rappent énormément de jeunes dont l'alimentation est très déséquilibrée.

Certaines personnes peuvent toutefois présenter des symptômes :

- Envie fréquente d'uriner, surtout la nuit ;
- Augmentation de la faim et de la soif et sensation de bouche sèche ;
- Somnolence excessive, en particulier après les repas ;
- Vision trouble ;
- Infections bactériennes ou à champignons plus fréquentes.

Mesures préventives de base

L'alimentation est le premier poste à contrôler. Le surpoids a pour effet de faire augmenter les besoins en insuline et de surmener le pancréas. Une perte de poids de 5 à 10 % en 6 mois permet déjà d'obtenir d'importants bénéfices. Mangez autant qu'il est possible 3 repas par jour, évitez les excès de graisses animales et de sucre ajouté aux produits que vous achetez.

La pratique régulière d'une activité physique contribue également à maintenir un poids convenable ou à éliminer quelques kilos superflus. Tout le monde le sait mais il est bon de le répéter.

L'évolution du diabète peut avoir des conséquences très sérieuses sur les nerfs, les yeux, les vaisseaux, les reins, les défenses immunitaires.

Les traitements

Aucun médicament ne permet de guérir définitivement le diabète, qui est une maladie chronique contre laquelle un traitement à vie est nécessaire. Mais en respectant de bonnes règles alimentaires et en faisant de l'exercice, certaines personnes parviennent à se passer de traitement. Sinon, il existe des médicaments comme les antidiabétiques oraux réservés au diabète non insulinodépendant, si le régime et l'activité physique n'ont pas réussi à normaliser la situation.

L'insulinothérapie est réservée aux diabètes de type 1 et consiste en 4 injections d'insuline par jour au moyen d'une seringue ou d'un stylo injecteur.

Thérapies alternatives, soins en douceur

Si pour des raisons médicales ou pour des raisons d'éthique personnelle, vous ne pouvez suivre certains traitements, il existe des voies alternatives. Mais comprenons-nous bien : il n'est pas question de vous encourager à délaisser la médecine traditionnelle, laquelle est toujours efficace et fait parfois des miracles. Ces méthodes peuvent être des

L'hypoglycémie

Elle est désagréable et se manifeste par un coup de pompe brutal, une sensation de faim, des sueurs, des palpitations, des vertiges, des maux de tête et, parfois, par un comportement confus et irritable. Vite ! Du sucre, un verre de jus de fruit ou un bonbon, du sucre en morceaux suffit le plus souvent à faire disparaître le malaise en un quart d'heure.

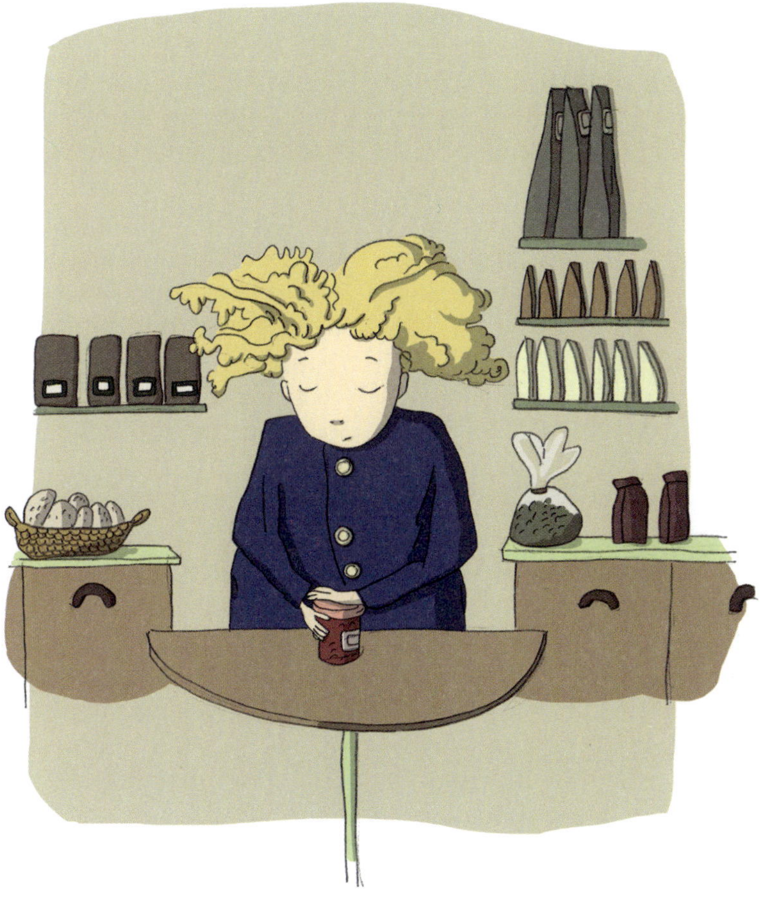

compléments qu'il est utile de connaître. La démarche générale sur laquelle repose les médecines douces n'a rien de scientifique. Cependant, bien des malades se moquent de savoir s'ils sont soignés scientifiquement ou non, tout ce qui compte à leurs yeux étant le soulagement ou la guérison, que les méthodes alternatives leur apportent.

La phytothérapie

Les traitements par les plantes sont millénaires et susceptibles de soulager certains symptômes. Leur inconvénient est l'absence de consensus sur les herbes à utiliser et la difficulté de s'y retrouver dans ce maquis quand on n'est pas spécialiste. Sur certaines affections, la phytothérapie est sans effet mais peut fonctionner sur d'autres. On peut la conseiller pour des troubles bénins, mais en aucun cas pour des maladies sérieuses et répétons-le, c'est avant tout une question de convictions personnelles.

L'homéopathie et l'acupuncture

L'homéopathie repose sur le principe de similitude, à savoir qu'une substance peut guérir une maladie si elle est capable de produire chez une personne saine les mêmes symptômes que ceux présentés par une personne malade. Le médicament homéopathique est basé sur le principe de l'infinitésimal, remplacé aujourd'hui par les « hautes dilutions ».
L'homéopathie a toujours eu ses partisans et ses détracteurs, il n'empêche qu'elle est utilisée par environ 40 % des Français, bien que depuis 2004, les médicaments homéopathiques ne soient plus remboursés qu'à 35 % de leur prix de vente public.
L'acupuncture, née en Chine, est sans doute la plus ancienne médecine connue, certains historiens faisant remonter son apparition à cinq millénaires.

Les anciens Chinois décrivaient douze organes et entrailles, auxquels correspondaient un méridien sur lequel sont situés les points d'acupuncture. Ces douze méridiens permettaient la circulation de l'énergie « yin » ou « yang » dont dépend le bon fonctionnement de l'organisme. Pourquoi l'acupuncture a-t-elle séduit les médecins occidentaux ? L'acupuncture est la méthode alternative qui a donné lieu au plus grand nombre de travaux cliniques et de publications. L'acupuncture est réputée efficace dans le traitement des douleurs des affections rhumatologiques, notamment la lombalgie et aussi le torticolis, les tendinites, la périarthrite dite scapulo-humérale, les épicondylites (affection du coude classique chez les joueurs de tennis).

Ces deux techniques, homéopathie et acupuncture, ont de nombreux supporters qui ont des arguments pour les défendre, l'une et l'autre ont leurs succès et leurs échecs.

Les massages

Ils sont à coup sûr une des méthodes de relaxation les plus agréables qui soient. Cependant, quand on va chez le masseur, c'est généralement à la recherche d'un soulagement : nuque crispée, dos douloureux, courbatures, migraines etc. Tout le monde aurait pourtant intérêt à se faire masser plus souvent, car cela procure un bien-être incomparable, tout en prévenant l'accumulation

Retrouvez des techniques d'automassages faciles à mettre en œuvre sur notre site en ligne, www.editions-tlp.fr / club des lecteurs / code : 1947

de tensions musculaires. On peut même pratiquer, dans une certaine mesure, l'automassage pour dénouer les tensions du cou et des épaules, pour détendre le visage, pour stimuler tout l'organisme en se massant la plante des pieds (vous pouvez lire, sur la question, l'ouvrage *Manuel de survie pour être belle à tout âge* de Chloé Dessampierre, éditions Tournez la page).

La thalasso et la balnéothérapie

On y va par plaisir, en l'absence même d'un objectif de santé. La thalassothérapie est synonyme de plaisir, de détente, parfois de luxe avec, en plus, la sensation de se faire du bien. On entre dans les soins comme dans une bulle où l'unique objet de votre attention sera votre image. Précision avant toute chose que la thalasso est l'usage thérapeutique de l'eau de mer et de ses dérivés, boues et algues. Le reste – sauna, hammam, sports, soins de beauté, massages, séances de relaxation – sont des compléments recherchés.

Peut-on parler de médecine douce ? Oui, si l'on considère les bienfaits que la thalasso peut apporter sur certaines douleurs, mais il faut admettre que la thalasso véhicule surtout une image de détente et de bien-être, les soins ne venant qu'en complément au final. C'est un paradis pour les personnes stressées, fatiguées, convalescentes et/

Les soins en thalassothérapie

Bains bouillonnants, bains hydromassants, douches au jet, douches à affusions, pédiluves, enveloppements d'algues ou de boues marines, mouvements en piscine, piscine à jets, massages, pressothérapie, gommages au sel marin.

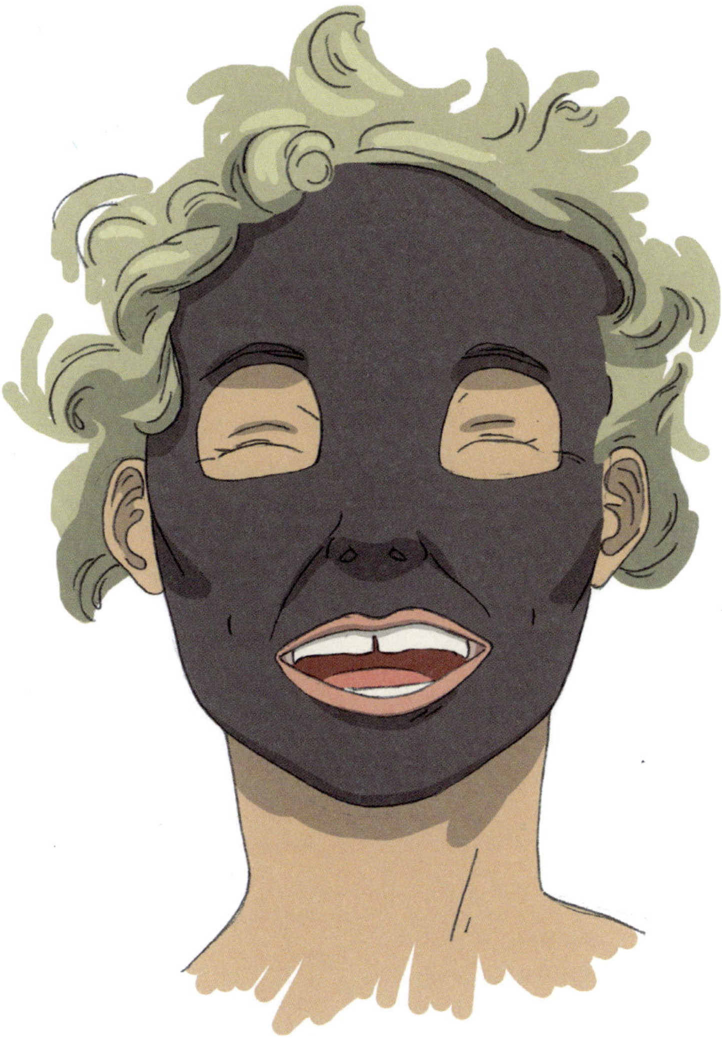

ou âgées. La proximité de la mer y contribue.

Renseignez-vous, il existe une grande variété de stations à tous les prix en France, mais aussi en Tunisie, au Maroc ou en Italie.

De nombreuses stations se sont spécialisées et proposent des cures spécifiques : jambes lourdes, minceur, anticellulite, mal de dos, arthrose, amélioration du sommeil ou autres. Il est certain que l'on sort plus léger, plus zen, d'une cure de thalasso.

Le thermalisme

Les stations thermales n'ont plus l'image désuète du passé. La plupart ont pris un vrai coup de jeune depuis qu'elles se sont ouvertes aux cures de simple remise en forme, attirant ainsi un public plus jeune.

Le thermalisme, c'est-à-dire l'exploitation des eaux thermales, existe depuis l'Antiquité et l'on se doute que, depuis, l'utilisation de l'eau thermale a été très améliorée. Aujourd'hui, 1200 sources sont exploitées et les soins thermaux sont pris en charge par la sécurité sociale depuis 1950. La France compte 115 établissements implantés sur 102 sites et chacun d'entre eux doit être agréé pour une ou plusieurs spécialités, car chacune des eaux a une composition chimique unique qui lui confère des vertus thérapeutiques particulières reconnues par l'Académie de médecine.

Les cures thermales les plus pratiquées sont celles prescrites par un médecin. Elles se déroulent sur 3 semaines, dont 18 jours de traitement pris partiellement en charge par la sécurité sociale. En tête des demandes de soins, la rhumatologie.

Le bilan de santé

L'un des principaux progrès médicaux de ces dernières années repose sur la possibilité donnée aux

Les soins en thermalisme
- *Inhalations, irrigations nasales, gargarismes, douches gingivales ;*
- *Douches chaudes, froides, au jet à haute pression ;*
- *Applications de boues ;*
- *Kinésithérapie (piscine, massages) ;*
- *Pulvérisations ;*
- *Hydrothérapie interne ou locale ;*
- *Cures de boisson.*

médecins de faire des diagnostics précoces grâce à une batterie d'examens d'imagerie et biologiques. Et ce n'est pas un mince avantage ! Nombre de maladies sont discrètes en leurs débuts et se développent tranquillement pendant plusieurs années (par exemple les maladies cardiovasculaires ou un cancer).

Quand, enfin, elles se manifestent, elles ont eu tout le temps de faire de nombreux dégâts et les chances de guérison, voire de survie, pour le patient sont réduites.

L'idéal serait de consulter une fois par an son médecin et faire avec lui une «revue de détail», pour orienter les recherches et permettre au médecin de décider des examens à réaliser en fonction de l'âge, du sexe et des antécédents de chacun. Qui le fait ?

Ne pas attendre

Bien des gens ignorent encore qu'en France, les organismes de médecine du travail (sécurité sociale, centres de médecine du travail) offrent à tout salarié un bilan médical gratuit, renouvelable tous les 5 ans, proposé à tout le monde après 50 ans, salarié ou non. Ce bilan dure environ 3 heures et comporte habituellement les examens suivants (modulables en fonction du sexe, de l'âge et du passé médical de l'intéressé) :

- Prise de sang (diabète, cholestérol) ;
- Acuité auditive ;
- Acuité visuelle ;
- Bilan biométrique : taille, poids, mesure de l'IMC (indice de masse corporelle) ;
- Électrocardiogramme ;
- Test de mémoire (pour les personnes âgées) ;
- Entretien diététique ;
- Mesure du souffle ;
- Examen bucco-dentaire ;
- Examen gynécologique recherche des cancers du sein et du col de l'utérus) ;
- Test hémocculte (recherche de sang dans les selles pour le dépistage du cancer colorectal).

Les résultats vous sont remis sous environ deux semaines par voie postale ainsi qu'à votre médecin traitant si vous le souhaitez. On n'a même pas l'excuse de dire que ces examens sont coûteux ou insuffisamment remboursés, le vrai problème est que l'on n'y pense pas tant que l'on est (ou se croit) en bonne santé !

Les cinq sens

À chaque moment de notre existence, notre cerveau reçoit des signaux transmis par les yeux, le nez, la bouche, les oreilles et la peau. Pour vous en persuader, fermez les yeux et observez ce que vous ressentez. Nous sommes en fait beaucoup plus réceptifs aux messages que nous communiquent nos sens que nous le pensons généralement et nous n'utilisons, la plupart du temps, qu'une partie infime de leur potentiel.

La vue

Imaginons un instant ce que représente le fait de perdre la vue, de ne plus voir ceux que l'on aime, le ciel, la nature, lire, regarder la télé… Effroyable perspective !

L'homme, comme le singe, est très «visuel» parce qu'il est diurne, contrairement aux carnivore sauvages qui sont plutôt nocturnes. Tout près de nous, le chien a développé un fantastique odorat, de 20 fois supérieur à celui de l'homme, car sa vue est loin d'être parfaite.

Avec l'âge, la vue baisse. Si vous dépassez l'âge de 20 ans sans avoir eu à porter des lunettes, il y a de fortes chances que ça reste ainsi jusqu'à 40-45 ans. À partir de cet âge-là, il est indispensable de se faire examiner pour déceler les symptômes éventuels d'un début de cataracte ou de glaucome. Et cela est particulièrement recommandé si vous avez des antécédents familiaux.

À partir de 40 ans, l'œil a tendance à devenir hypermétrope par suite d'une déformation du cristallin qui perd son élasticité. Au-delà de 60 ans, le cristallin est complètement rigide et rares sont ceux qui n'ont pas à porter des lunettes pour lire.

L'œil ne fatigue pas au sens propre mais il est possible d'éprouver une sensation de tension oculaire si on fixe trop longtemps le même point. Nous battons des paupières toutes les 2 à 4 secondes. Ce rythme ralentit à 10 secondes en lisant ou en conduisant. Il n'est donc pas étonnant que nous ressentions une sensation de fatigue.

Ne lisez pas plus d'une heure et demie sans pause. L'œil se détendra tandis que le battement des paupières permettra au liquide lacrymal d'humidifier la cornée.

Prenez garde également aux lumières trop vives ou au contraire trop basses.

N'hésitez pas à acheter chez le pharmacien une solution pour lavage ophtalmique ou placez sur vos paupières des compresses de coton imbibées de lait, de rondelles de concombre ou d'eau de bleuet dont l'effet calmant détendra les muscles de

l'œil. Mieux encore, dormez !
Préserver son capital vision demande de s'en préoccuper très tôt. Ainsi les yeux sont-ils très sensibles à l'exposition solaire. Pas seulement sur les plages ou aux sports d'hiver, mais tous jours, où que vous soyez et même si le ciel est couvert car c'est justement le rayonnement constant qui entraîne une baisse de l'acuité visuelle.
La cataracte est l'un des premiers signes de cette baisse progressive. Elle atteint 20 % de la population à partir de 65 ans et est devenue la première cause de cécité dans le monde. Le seul traitement est chirurgical.
Le soleil est également mis en cause parmi d'autres facteurs dans l'apparition de la dégénérescence maculaire liée à l'âge (DLMA) que les traitements médicaux visent à ralentir mais ne parviennent pas à guérir.
Morale : ne quittez plus vos lunettes de soleil à protection UV 100 %. Une chance, c'est très à la mode.

Conseils pratiques

- Les yeux gonflés le matin : ne les touchez pas mais faites des bains d'eau froide ou d'hamamélis. À renouveler si nécessaire ;
- N'appliquez jamais des crèmes ou des laits pour le visage autour des yeux ;
- Usez de délicatesse pour le maquillage des yeux, veillez à ce que le mascara n'entre pas en contact avec la paupière ;
- Utilisez des collyres destinés à maintenir l'humidification de l'œil ;
- Si vos yeux sont sensibles, gonflés, irrités ou infectés, dispensez-vous de les maquiller pendant le temps qu'il faut ;
- Portez des lunettes de soleil, les verres ne sont pas correcteurs mais éliminent une partie (65 à 85 %) de la lumière visible ;
- Portez vos lentilles de contact sans jamais dépasser le nombre d'heures prescrit.

L'ouïe

Décrire une oreille est effroyablement compliqué. Tenons-nous en au fait que l'oreille externe reçoit les sons et les transmet à l'oreille interne par l'intermédiaire du tympan. Les vibrations mettent en mouvement les liquides contenus dans la cochlée (en forme de coquille d'escargot) qui contient des cellules nerveuses qui transforment les vibrations en impulsions électriques et les communiquent au cerveau.

L'ouïe s'affaiblit considérablement au fil des années. Après 80 ans, une personne sur deux présente des troubles plus ou moins graves de l'audition.

Si vous avez l'impression de ne pas bien entendre, faites un test auditif, gratuit dans nombre de commerces spécialisés. En revanche, les prothèses elles-mêmes coûtent cher. Consultez votre centre de sécurité sociale et votre mutuelle avant l'achat.

L'ennemi : le bruit

Les bruits excessifs ou prolongés peuvent provoquer des troubles de l'audition. Il a été démontré que les maladies dues au stress comme l'hypertension, les maux de tête, les ulcères, les troubles cardiovasculaires sont encore plus fréquents chez les personnes habitant près d'un aéroport que dans le reste de la population.

Les bruits qui viennent troubler le sommeil sont encore plus insupportables que les autres. Et, on le sait, la fatigue de la journée est souvent le résultat de mauvaises nuits.

Il n'est pas étonnant qu'un tympan perforé puisse également provoquer une perte provisoire de l'audition, or bon nombre de facteurs peuvent provoquer cette rupture, notamment une infection d'oreilles grave ou certains sports qui entraînent une pression (telle la plongée sous-marine, le parachutisme, l'haltérophilie, des sports

Médicaments et maladies
Certains antibiotiques assez puissants peuvent également être mis en cause dans une perte de l'audition. De même, des maladies comme la polyarthrite rhumatoïde, la Maladie de Ménière qui attaque l'oreille interne en causant des étourdissements et des tintements d'oreilles. Et enfin, l'otospongiose qui affecte deux fois plus de femmes que d'hommes et entraîne la croissance de calcium dans l'oreille : oreille bouchée à coup sûr !

qui ne sont probablement pas dans vos habitudes mais bon à savoir !).

Conseils pratiques

- Moins vous toucherez à vos oreilles, le mieux ça sera. Les oreilles ont le pouvoir d'être « auto-nettoyantes ». Il suffit de nettoyer l'oreille externe à l'aide d'un gant de toilette. L'usage d'un coton-tige n'est pas recommandé car vous risqueriez de repousser la cire dans une partie inaccessible du conduit auditif où elle durcirait ;
- Si vous pensez qu'un bouchon de cérumen vous empêche de bien entendre, consultez votre médecin qui vous fera un lavage d'oreilles ;
- Protégez vos oreilles du froid et du soleil, le cartilage de l'oreille est particulièrement sensible.

Le toucher

C'est un sens capital, essentiel au développement et à la survie de l'être humain. On l'a déjà dit mille fois : un enfant au contact de sa mère, qui est caressé, bercé, nourri, a plus de chances qu'un autre d'être éveillé, curieux, souriant.

Nos sensations

Le toucher est le plus diffus de tous nos sens. Chacun de nos récepteurs sensoriels (640 000 environ) est spécialisé pour recevoir et transmettre des messages différents : chaud, froid, douleur, etc.

L'un des moyens les plus simples et les plus agréable pour réveiller notre sens du toucher est le massage. Encore faut-il connaître ses avantages et ses limites. Il élimine les tensions, procure une sensation de détente et améliore de façon réelle mais provisoire la circulation sanguine. En revanche, il ne faut pas compter sur le massage pour faire éclater les amas graisseux ou modifier notre silhouette !

Les massages

La main est un merveilleux outil de communication. Et ce n'est pas nouveau : le massage fait partie des soins dans toutes les civilisations et à toutes les époques. Le massage déclenche des sensations bienfaisantes, voire euphoriques, qui sont en relation directe avec le mental, les émotions, ce qui explique cette impression bien réelle de bien-être.

Le seul fait d'être pris par la main est un réconfort que les anxieux apprécient, par exemple à l'hôpital avec l'infirmière ou chez le dentiste avec l'assistante. Ce n'est peut-être pas rationnel mais c'est néanmoins rassurant. Cependant, contrairement à certains pays, en Afrique par exemple où le toucher est intégré dans le mode de vie, il reste parfois timide dans nos civilisations occidentales.

Les choses ont toutefois bien évolué et ce depuis le milieu des années 1960 quand a soufflé un vent de liberté qui nous a réappris à apprécier les massages. Nous bénéficions aujourd'hui de dizaines de techniques pratiquées le plus souvent dans des centres de beauté, de thalassothérapie, de thermalisme ou

des hôtels de luxe. Pour ne citer que les plus connues : le massage thaïlandais, ayurvédique, énergétique, suédois, aux pierres chaudes, californien, hawaïen, chinois, le shiatsu, la réflexologie plantaire, et d'autres encore.
Toutes ces catégories peuvent être utilisées car un massage ne se réclame pas d'un seul effet et un massage orienté vers le bien-être peut avoir aussi des effets sur la santé.
Bien sûr, on ne peut pas tout essayer. Fiez-vous au bouche à oreille, il est souvent bien fondé.

Le goût et l'odorat

C'est un couple bien soudé. Il est vrai que les mécanismes du goût mettent en jeu l'odorat. La seule odeur dans une cuisine d'un plat qui mijote ne met-il pas en appétit ?
Les cellules gustatives sont peu différenciées et ne sont capables d'identifier que quatre qualités qu'aucun aliment ne possède en même temps : le sucré, le salé, l'acide, l'amer.
Le sens du goût dépend de plusieurs facteurs. Le tabac, contrairement à une opinion répandue,

Les contre-indications aux massages

- *Des varices importantes ;*
- *Une grossesse difficile ou à risques ;*
- *Une inflammation ;*
- *De l'ostéoporose ;*
- *Une peau portant une blessure ou une lésion ;*
- *Une intervention chirurgicale récente.*

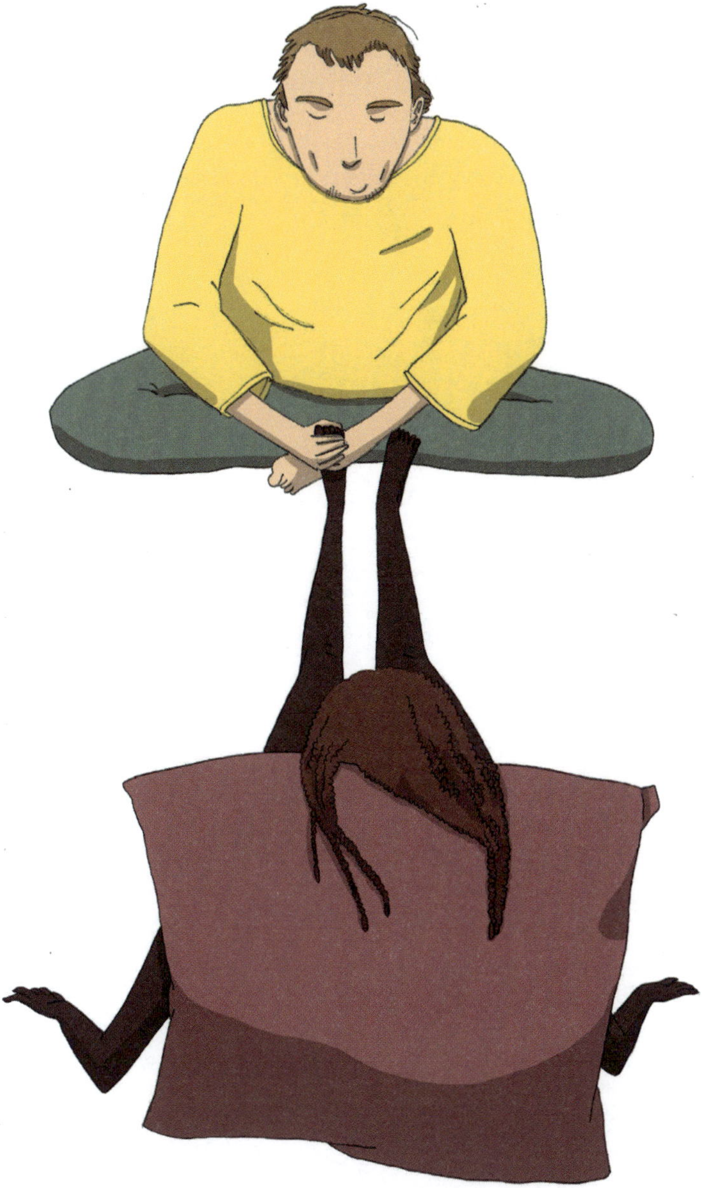

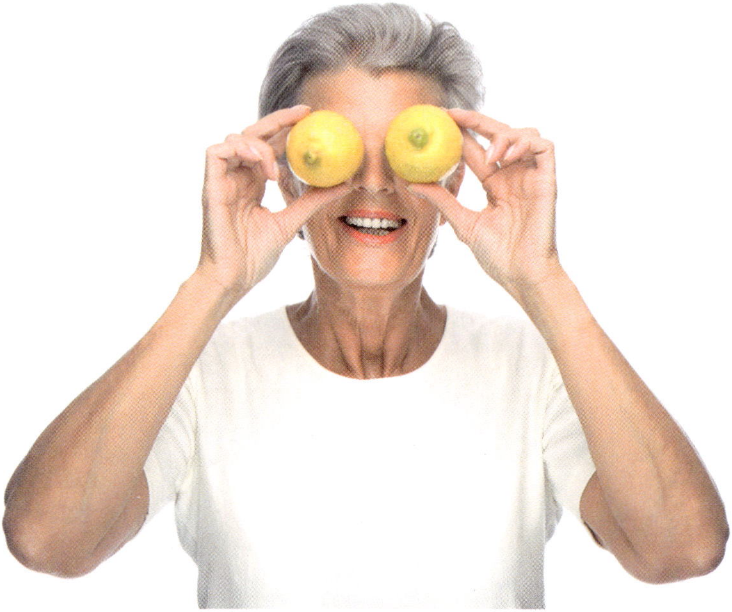

n'affecte pas le goût mais réduit considérablement l'odorat, chez certaines personnes en tout cas. Vient ensuite l'âge car, avec les années, le nombre de papilles diminue. Enfin, les papilles gustatives se fatiguent vite et ce ne serait pas la saveur qui nous ferait nous resservir mais l'appétit.

Le goût et l'odorat font partie de la qualité de vie. L'anosmie est un trouble de l'odorat qui se traduit par une perte ou une forte diminution des odeurs perçues. Il semble que ce soit causé par l'altération du nerf olfactif, qui peut être génétique ou causé par une rhinite aigue, une rhinosinusite ou une infection buccale. L'anosmie peut se produire aussi sans cause décelable et elle est bien déconcertante. Elle expose à de multiples gênes face à la nourriture et à d'autres circonstances de la vie quotidienne.

Les traitements médicaux existent mais sont parfois décevants.

La beauté à tout âge

Il ne peut pas exister de beauté sans une belle peau, nette et propre. C'est une qualité prioritaire.

Aujourd'hui, bénéficier de soins de beauté est compatible avec la vie la plus active, quelques minutes suffisant quotidiennement. Simplicité, régularité et bon sens sont les pivots indispensables pour s'occuper de cette peau si délicate qui est un miroir fidèle de notre santé physique et morale. Plaire est un objectif légitime et un bon souci car il reflète le désir de rencontrer les autres. Et ne dites pas que vous n'en avez pas les moyens, il existe désormais de bons produits qui ne sont pas ruineux et, même s'ils vous demandent un petit sacrifice, le plaisir que vous aurez à vous l'être accordé, lui, n'a pas de prix.

Connaître la peau

Il est difficile de déterminer avec précision quel est notre type de peau, grasse, sèche ou normale, d'autant que souvent, certaines parties sont sèches, d'autres grasses. L'important est de ne pas laisser la peau se déshydrater, en élevant le degré d'humidité de l'atmosphère, en se nourrissant de manière saine, en irrigant la peau, en faisant un peu d'exercice, en évitant si possible le stress et en respectant notre quota de sommeil.

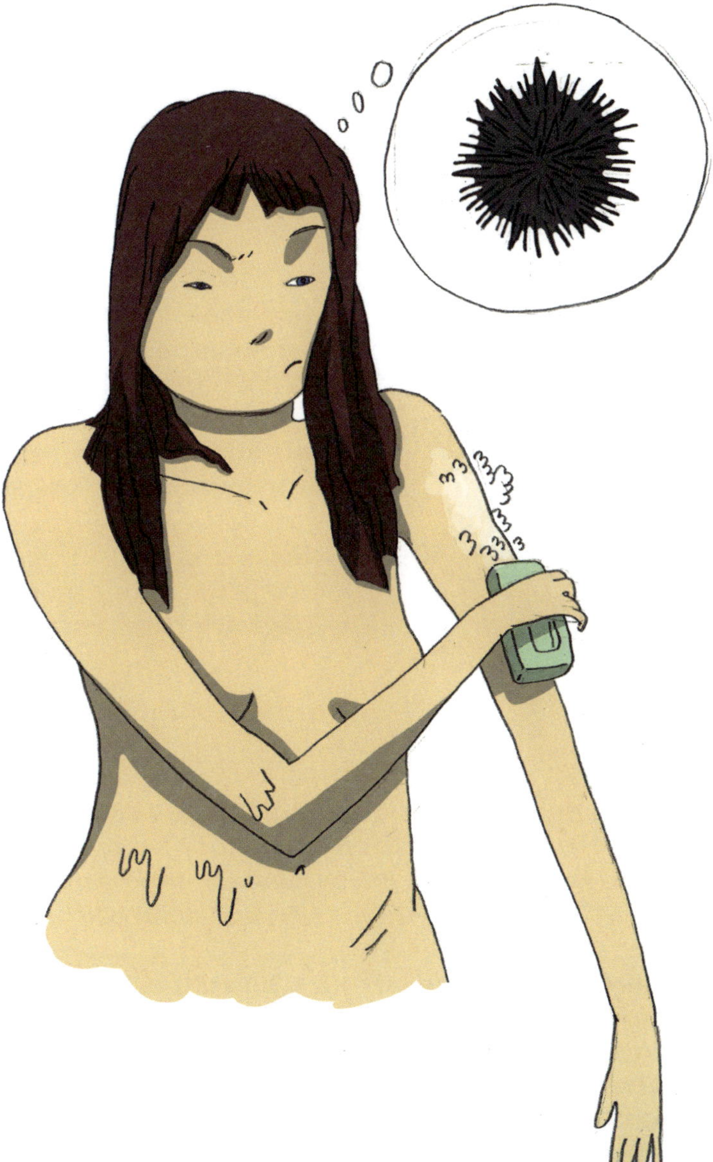

L'hygiène du corps

La douche quotidienne suffit amplement à la toilette. La douche écossaise est une excellente habitude si on la supporte et qu'on la pratique dans les règles, c'est-à-dire en débutant par une douche chaude puis en alternant eau chaude et eau froide plusieurs fois de suite. Bien veiller à ce que l'eau ne soit ni brûlante ni glacée, car de trop grosses différences de température peuvent aboutir à l'inverse de l'effet recherché, tonique et antistress.

Les bains, aussi agréables soient-ils, sont à réserver à la détente car le prolongement du contact de l'eau chaude ne peut que dessécher la peau en lui faisant perdre le film hydrolipidique de surface dont elle a besoin. Une fréquence de deux fois par semaine au maximum semble convenable. Quant à la mousse dans laquelle on aime se plonger, elle a le même effet et ne peut être tolérée que par les peaux grasses.

Une parenthèse pour deux bains aux huiles essentiel-

Les précautions à prendre quel que soit notre type peau :

- *Nettoyer la peau avec délicatesse en employant les produits les moins agressifs possibles, du savon doux et non parfumé ou surgras à base d'émollients (lanoline ou vaseline) pour les peaux sèches ;*
- *Lui apporter ce qui lui manque, et tout d'abord des graisses et de l'eau. Parmi les diverses causes de dessèchement de la peau, il faut citer les lavages trop fréquents, un rinçage imparfait, une peau trop sensible ;*
- *La protéger des UV et de la pollution ;*
- *Bien choisir ses cosmétiques.*

les (HE) recommandés par les naturopathes :

- Bain détox : mélangez 2 gouttes de HE de citron, 2 de genévrier et 1 de géranium rosat à votre gel douche habituel, ou un savon liquide biologique ;
- Bain relaxant : mélangez 1 goutte de HE de camomille romaine, 3 d'orange douce et 1 de marjolaine.

La transpiration

Théoriquement, la sueur est inodore, mais ce n'est que théorie, car elle contient une substance qui devient acide au contact de l'air et des matières grasses sécrétées par les glandes sébacées, donnant cette odeur plus ou moins forte. C'est désagréable pour soi et pour les autres et certaines personnes en sont réellement affectées.

Il n'y a pas de recette miracle, il faut en passer par les déodorants du commerce dont les bases sont toutes les mêmes, hors la teneur en alcool.

Conseils pratiques

Si votre déodorant vous irrite la peau, changez de marque en vous faisant conseiller par le pharmacien. Si vraiment les déos vous irritent la peau, passez aux crèmes sans alcools.

Essayez les déodorants naturels qui sont composés de plantes et d'huiles essentielles qui arrêtent la prolifération bactérienne.

Les soins du visage

Le nettoyage de la peau

La texture de la peau est délicate. Évitez les traitements abrasifs ou décapants, les lavages trop énergiques ou les crèmes trop riches qui peuvent l'irriter, surtout en cas de peau sensible. Pour les autres, on n'a encore rien trouvé de mieux que l'eau et le savon surgras ou glyvériné.

Les peelings ou gommages ne sont pas à pratiquer trop souvent car ils éliminent une partie de la couche protectrice de la peau. Il existe des crèmes peeling pour le visage, d'autres pour le corps, qui contiennent des substances nettoyantes actives qui permettent d'éliminer en surface les cellules mortes.

Pour le démaquillage quotidien, une crème ou une lotion démaquillante restent indispensables aux peaux sensibles, surtout si on fait usage de maquillage épais. Pour les peaux grasses, un démaquillant fluide constitue le meilleur choix, un démaquillant plus épais convient mieux pour les peaux âgées. Terminez toujours avec un tonique qui a pour effet de raffermir les muscles du visage et de resserrer provisoirement les pores.

Les déodorants

En 2006-2007, une polémique s'est développée autour des déodorants et antitranspirants contenant des sels d'aluminium, soupçonnés d'être cancérigènes. Allégations immédiatement réfutées par les industriels. Néanmoins, certaines études ont repris le sujet mais aucune n'a réussi à prouver de manière rigoureuse un lien de causalité entre sels d'aluminium et cancer du sein.

Une solution naturelle s'offre aux consommatrices avec la pierre d'alun qui contient du potassium d'aluminium (n'ayant rien à voir avec les sels d'aluminium) mais méfiez-vous des pierres d'alun non naturelles, c'est-à-dire synthétiques, on n'est jamais trop prudent !

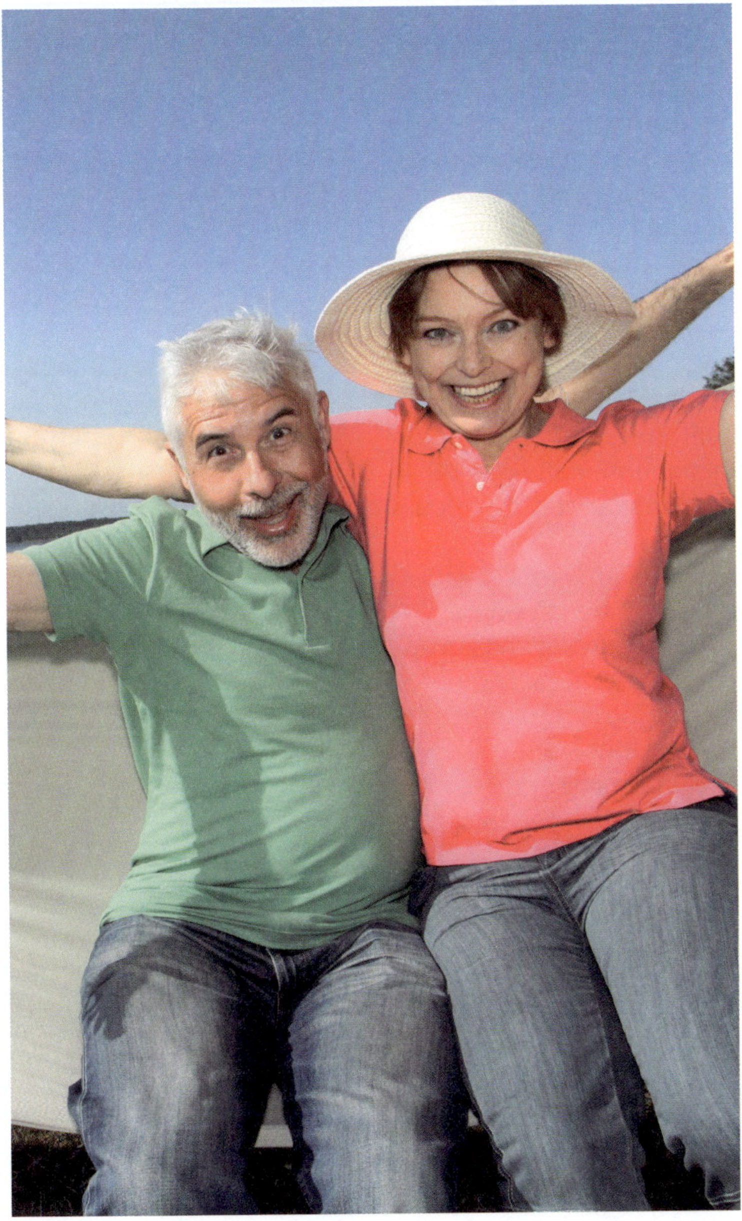

Toniques et crèmes

Il existe une gamme importante de toniques, depuis les lotions rafraîchissantes jusqu'aux astringentes. Ces dernières tendent à dessécher la peau en lui ôtant une partie de son humidité. À réserver aux peaux grasses donc !

Les crèmes hydratantes sont de première nécessité car elles renforcent la protection naturelle de la peau et l'action du sébum qui forme un film protecteur et améliore l'imperméabilité de la peau.

Tous les hydratants s'appliquent plus facilement si on humecte légèrement la peau auparavant.

Il faut savoir que si les crèmes nourrissantes ne sont pas inutiles, la peau se nourrit d'abord des éléments essentiels que lui fournit le sang : protéines, vitamines et sels minéraux apportés par l'alimentation. Les crèmes ont une action de surface qui n'est pas négligeable mais est insuffisante.

Quarante ans et davantage

À 40 ans, les effets de l'âge commencent à se faire sentir mais il dépend de nous de les atténuer. Si par le passé vous avez abusé du soleil, soyez certaine qu'il n'est pas trop tard pour prévenir des dommages encore plus grands.

Avec l'approche de la ménopause, les glandes sébacées deviennent mois actives et la peau se dessèche. Compensez en faisant installer chez vous un humidificateur d'air et choisissez tous vos produits dans un même but : hydrater.

Avec l'âge, le collagène et les fibres élastiques du visage durcissent, la peau devient plus fine, les rides s'accentuent, des taches pigmentaires apparaissent. C'est peut-être, pour celles qui y sont favorables, le moment de penser à la chirurgie esthétique ou au lifting.

Après 50 ans, les effets de la ménopause se font sen-

Une séance de sauna ou de hammam
Le meilleur nettoyage en profondeur de votre peau est celui qu'apportent le sauna et le hammam. Sous l'effet de la chaleur, les pores se dilatent et la peau se débarrasse de ses impuretés : cellules mortes, squames, excédent de sébum.
C'est une des raisons pour lesquelles qu'on s'y précipite dans les pays du Moyen-Orient où ces soins font partie du quotidien. Car, outre l'hygiène, des effets intérieurs se font sentir, comme l'activation de la circulation sanguine et celle des reins, ce qui favorise une meilleure évacuation des déchets.
Soyez cependant prudente quant à la durée du soin, qui ne devrait pas dépasser 20 minutes, et ne vous obligez pas à rester si au bout de 10 minutes vous en avez assez.
Et ensuite, savourez un bon repos d'une demi-heure.

tir car la production des hormones œstrogènes a diminué considérablement. Celles qui prennent un traitement hormonal sont protégées car ce traitement a pour effet de conserver à la peau tonicité et texture. Mais on ne peut pas prendre des hormones indéfiniment et vient un moment où l'on doit affronter le dessèchement. Il faudra en passer par de bons produits hydratants, surtout si vous avez la peau sèche, que vous êtes exposée au vent ou au soleil, ou que vous vivez dans une atmosphère asséchée par le chauffage central.

Tout ce qui intervient dans la qualité de la peau

La génétique

La transmission génétique joue certainement un rôle dans ce que nous sommes, mais il est trop complexe pour que nous

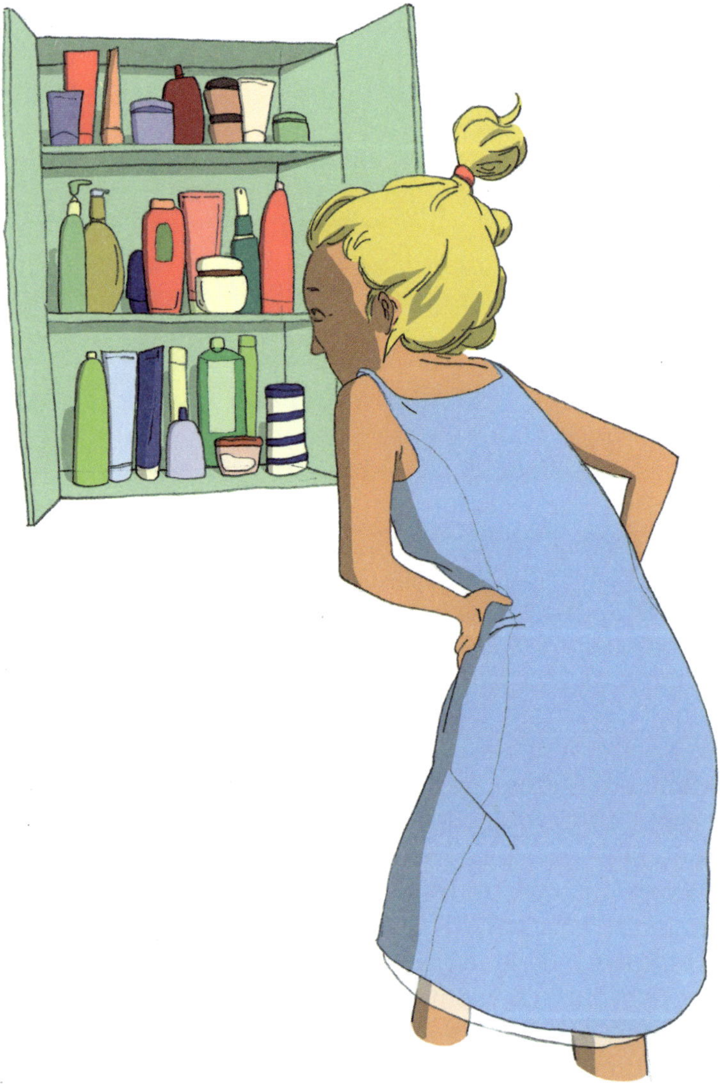

puissions en parler ici. Par exemple, les femmes de race noire ont une masse osseuse supérieure à celle des femmes blanches. Personne n'a pu encore dire pourquoi. Chez les hommes, la chute des cheveux est presque toujours un phénomène génétiquement programmé.

Le soleil et la mer

À mentionner pour mémoire, tant les articles et les émissions sur ces sujets sont nombreux dans les médias. On sait bien que le soleil est le pire ennemi de la peau mais cela n'empêche pas que nous ayons envie d'être bronzées. Les gélules qui préparent au bronzage et les autobronzants sont là pour ça.

Se faire bronzer à 20 ans, c'est beau, à 40 ans, ça creuse les rides et c'est l'assurance d'avoir une peau définitivement fripée, que seul un lifting costaud pourra rattraper. Deux conseils :

- Protection rapprochée avec de bons produits à indice élevé contre les UVA, UVB et même les infrarouges, en renouvelant régulièrement les applications ;
- Ne jamais s'exposer entre 12 et 16 heures alors que le rayonnement UVB est à son maximum.

Néanmoins, le soleil peut aussi être bon pour la santé car il est une source de vitamine D dont plus de 80 % est fabriquée par la peau. Par carence de vitamine D, il se produit de graves troubles de la minéralisation osseuse.

Le soleil est enfin excellent pour le moral et notre humeur et il semble que l'influence des rayons solaires aille au-delà d'un bénéfice momentané. Dans certains pays nordiques soumis à la nuit polaire, l'incidence des états dépressifs et des suicides augmente très clairement pendant l'hiver. En France, nous connaissons la dépression « saisonnière », qui apparaît lorsque la lumière décroît en automne et en hiver. Perte de vitalité, humeur morose, attirance excessive pour les aliments sucrés, besoin anormal de sommeil en sont les symptômes.

À l'hôpital, on soigne cette dépression avec des expositions quotidiennes à une forte lumière artificielle pendant une trentaine de minutes.

Malgré les propos préventifs tenus sur le soleil, vous le voyez, il n'est pas sans bénéfices. Le tout est de trouver l'équilibre.

La mer : pleine de trésors

Prendre un bain de mer est synonyme de plonger dans un bain d'énergie (quand les baignades ne sont pas interdites à cause de la pollution !). Sur les côtes, la pression atmosphérique est maximale, l'air est chargé en ions négatifs, l'iode dont nous avons tendance à manquer nous envahit (il est tout simplement indispensable au bon fonctionnement de la thyroïde). Rien qu'à parler de la mer, on sent son odeur, on se voit marcher au bord de l'eau ou déguster une assiette de coquillages (qui sont également l'un des meilleurs aliments santé, plein de vitamines, de calcium et d'iode).

Quant aux algues, elles méritent une place à part pour les bienfaits qu'elles apportent et leurs étonnantes propriétés font que les industrie agro-alimentaire, pharmaceutique et cosmétique se les arrachent.

Certaines personnes disent que la mer les rend nerveux, c'est possible, mais elle peut aussi devenir un véritable outil de relaxation quand on s'y allonge et que l'on se laisse porter. La densité du corps avoisine celle de l'eau de mer concentrée en sel, si bien que notre poids se trouve divisé par dix.

Nager est aussi un plaisir. Riche en oligo-éléments et minéraux, l'eau de mer communique ses bienfaits en franchissant la barrière

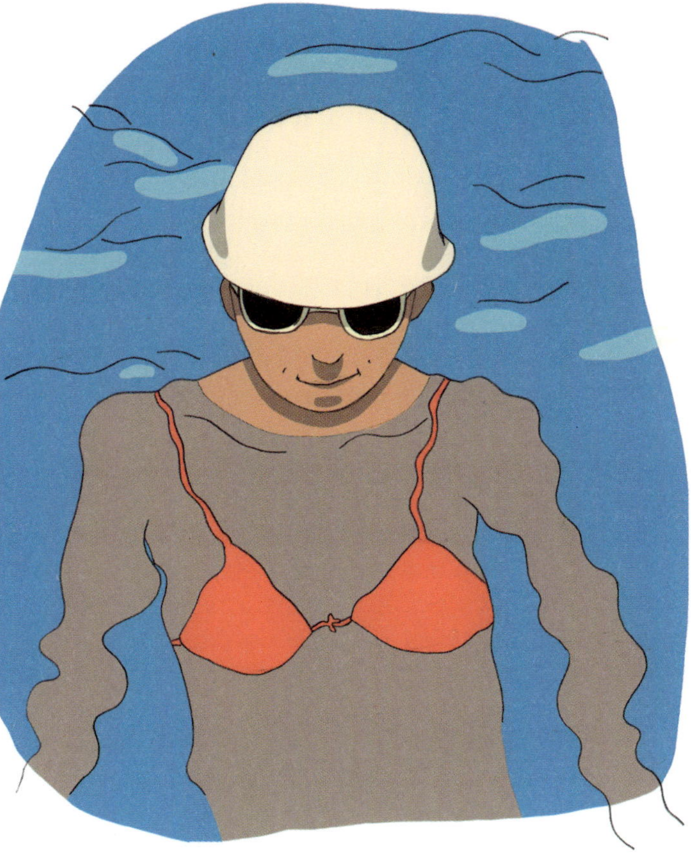

de l'épiderme. Elle est également un excellent cicatrisant et une alliée des voies respiratoires. Au final, rien que du bonheur !

Le tabac

Alors que le tabagisme a reculé chez les hommes, il s'est aggravé chez les femmes. Nous n'allons pas développer les méfaits du tabac, tout le monde les connaît, rappelons simplement que le tabac est « athérogène » et rigidifie les artères. Avec 20 cigarettes par jour, le risque d'infarctus est multiplié par 5, et après 50 ans, ce facteur de risque s'ajoute à tous les autres, créés par le manque d'hormones.

Les cosmétiques

Les cosmétiques sont comme les arbres d'Amazonie : innombrables, peu distinguables les uns des autres. Ils sont comme une jungle dans laquelle on a du mal à s'y retrouver. Cependant, ils ne produisent pas d'effets secondaires comme certains médicaments régulièrement retirés du marché pour leurs effets nocifs. Les cosmétiques ont tous subi des tests très stricts afin de garantir aux consommateurs une sécurité d'emploi maximum. Mais ils ne sont pas soumis aux mêmes règles juridiques que les médicaments et leurs concepteurs s'autorisent par conséquent à vanter les mérites de leurs produits de manière exagérée. À nous de ne pas tomber dans leurs pièges, ce qui est plus facile que dans le passé car une loi européenne contraint désormais les fabricants à dévoiler le contenu de leurs produits sur une étiquette. Si toutefois vous avez la chance de parvenir à la déchiffrer. N'attendez pas en outre une grande objectivité de vos magazines féminins. C'est impossible car de grandes marques cosmétiques sont les annonceurs publicitaires absolument nécessaires pour faire vivre ces journaux précisément. Ce

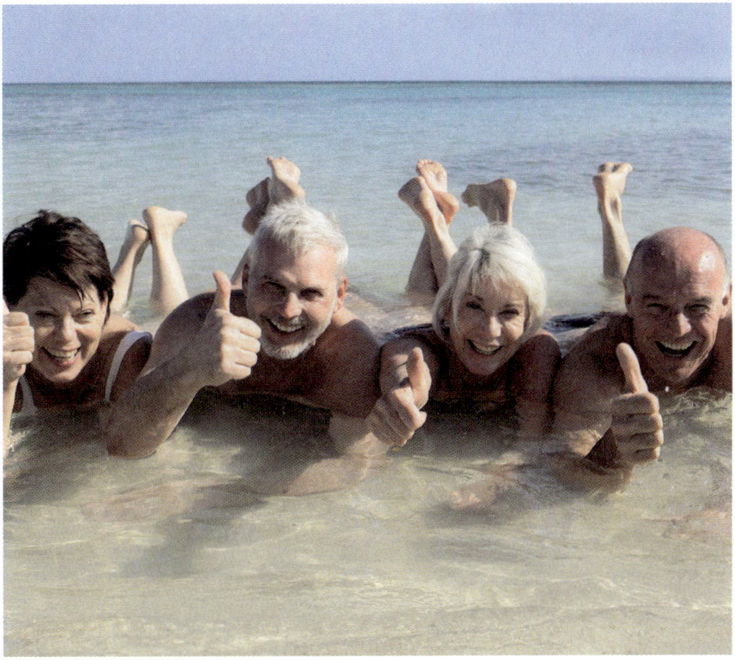

qui ne signifie pas que ces produits soient médiocres, on peut même dire le contraire, car les grandes marques ont le souci de leur image et accordent de gros budgets à la recherche pour faire des produits de qualité.

Bien des seniors fréquentent les instituts de beauté, ce qui représente un important relais de croissance pour la profession. « Elles viennent pour se changer les idées, pour oublier leur âge » lit-on dans *Les Nouvelles Esthétiques* (mars 2011). Cependant, il ne faut pas les considérer comme une catégorie distincte. Comme les autres femmes, « elles aspirent à la douceur, à l'écoute, à un environnement où elles sont bichonnées». La beauté, c'est aussi cela : le plaisir de s'occuper de soi.

Les crèmes

Les propositions sont telles que vous ne pouvez pas ne pas trouver celle qui vous convient. Les promesses sont multiples, séduisantes. Les principes actifs ont pour but soit de lutter contre le processus de vieillissement de la peau, soit de rétablir l'équilibre physiologique perturbé. Ils reposent sur : l'hydratation, le renouvellement cellulaire, la stimulation des fibres de collagène et d'élastine, l'action antioxydante.

Pour obtenir un effet, la régularité d'application des produits est essentielle.

Pour les peaux sensibles qu'un rien irrite et fait rougir, des produits spécifiques sont commercialisés mais, selon le témoignage des consommatrices, il faut parfois en essayer plusieurs avant de trouver celui qui convient. La qualité des produits n'est pas en cause mais chaque peau est unique.

Les peaux normales peuvent à peu près tout se permettre mais ont besoin toutefois de soins journaliers.

Les peaux grasses peuvent se révéler sensibles ou déshydratées. Il faut éviter de les décaper. Certaines lotions sans alcool et des brumisateurs d'eau minérale possèdent un effet apaisant et décongestionnant.

Les peaux sèches sont délicates, traitez-les avec un soin constant pour bien hydrater et employez des produits adaptés (ils ne manquent pas).

Les peaux matures sont plus ou moins marquées et fragilisées par les années. Les soins s'étendent de la simple dynamisation du processus cellulaire à la réparation des mécanisme endommagés et à la revitalisation en profondeur. Il existe des produits adaptés à chaque stade mais,

La bio-cosmétique

La cosmétique naturelle et biologique mise sur des cocktails de plantes issues de l'agriculture biologique. Cette gamme de soins agit à tous les niveaux pour hydrater, nourrir, stimuler ou protéger la peau. Ce sont généralement des produits très riches en actifs, aux textures et parfums très élaborés pour répondre aux exigences féminines. Les ingrédients plus utilisés sont le beurre de karité, l'huile de jojoba, des huiles végétales, des huiles essentielles (lavande, ylang-ylang, huiles florales).

Le luxe a croisé la bio-cosmétique et l'on peut s'en rendre compte par l'élégance des packagings, les textures sophistiquées, les innovations permanentes.

La bio-cosmétique fait de plus en plus d'adeptes séduites par la formule « absence de produits chimiques ». Reste que le prix de ces produits est un frein à l'achat aux yeux de nombreuses femmes.

avant de choisir, peut-être est- il bon de consulter une esthéticienne qui saura évaluer vos besoins.

Il est aussi nécessaire de prendre en compte la texture, la tolérance, la capacité de pénétration, le parfum, la couleur, le conditionnement des produits.

Le maquillage

Le teint

Plus les années passent, plus il faut avoir la main légère, mais cela ne dispense pas de se donner bonne mine.

Le teint est à privilégier. Passez d'abord une bonne base hydratante en laissant la peau s'imprégner quelques instants avant d'appliquer votre fond de teint. Choisissez une teinte qui se rapproche le plus possible de votre carnation mais n'en faites jamais l'essai sur le dos de la main, dont la couleur est très différente de celle du visage – il est conseillé d'essayer la couleur au creux du poignet.

Les imperfections (cicatrices, taches cutanées, veinules, cernes) peuvent être camouflées par des fards couvrants. Quant aux boutons, ils ne seront jamais complètement dissimulés par le fard, on peut tout au plus atténuer leur visibilité.

La poudre est destinée à fixer le maquillage. Choisissez-la fine et transparente. Mais soyez prudente si votre peau n'a plus toute son élasticité ou si elle sèche : rien ne rentre mieux dans les rides que la poudre.

Les yeux et la bouche

Le plus difficile. Pour les yeux, faites au minimum si vous n'êtes pas habile et bornez-vous au mascara. Si vous êtes plus adroite, amusez-vous avec crayons et fards à paupières. À notre époque, tout est permis

Dessiner le contour de la bouche au crayon de manière visible est démodé ! Appliquez du fond de teint ou de la poudre sur les lèvres avant de mettre le rouge pour l'aider à tenir. Enlevez le surplus avec un mouchoir en papier.

Les cheveux

Prenez-en soin

« Une année de plus, un centimètre de moins. » Faites vôtre cet adage. Des cheveux brillants et en bonne santé sont, à tout âge, une parure. Les colorer n'est pas un luxe, aujourd'hui tout le monde le fait, des femmes très jeunes aux plus âgées.

Les cheveux sont une parure naturelle qui peut suffire à une femme.

Prenez-en soin, c'est ce qu'il y a de plus facile à

changer dans votre apparence.
Chaque jour nous perdons environ 150 cheveux (certains spécialistes disent moins) mais nous en avons en permanence sur la tête entre 100 000 à 150 000. Le processus de chute et de reconstitution du cheveu est invisible. Les cheveux poussent de 15 mm par mois environ.

Le cuir chevelu

Une belle chevelure dépend avant tout de la bonne santé du cuir chevelu. Les petites particules blanches du cuir chevelu ne sont pas toujours des pellicules mais les témoins d'un cuir chevelu sec qui se soigne par des massages à l'huile d'amandes douces. Autre cause possible, des expositions trop longues au soleil qui ont brûlé le cuir chevelu comme le reste, ou encore des résidus de shampooings ou de laque.
Les pellicules sont bien désagréables mais avant de vous ruer sur un shampooing spécifique, prenez conseil auprès de votre pharmacien pour choisir un traitement antiseptique.

La chute

Chez les femmes, une chute des cheveux inhabituelle est généralement due à un déséquilibre hormonal, comme celui qui apparaît parfois avec la prise de la pilule contraceptive, lors de la ménopause, après un accouchement, ou encore lors d'un choc psychologique. Certains médicaments ne sont pas étrangers aux chutes de cheveux. Ainsi des anti-inflammatoires, des anticoagulants, des antiépileptiques, des anti-infectieux peuvent jouer un rôle. Il y a aussi le stress, les carences alimentaires (régimes amaigrissants), les produits abrasifs.
Des brossages trop vigoureux sont contre-indiqués ou encore un style de coiffure qui les traumatise, tels les cheveux tirés fortement

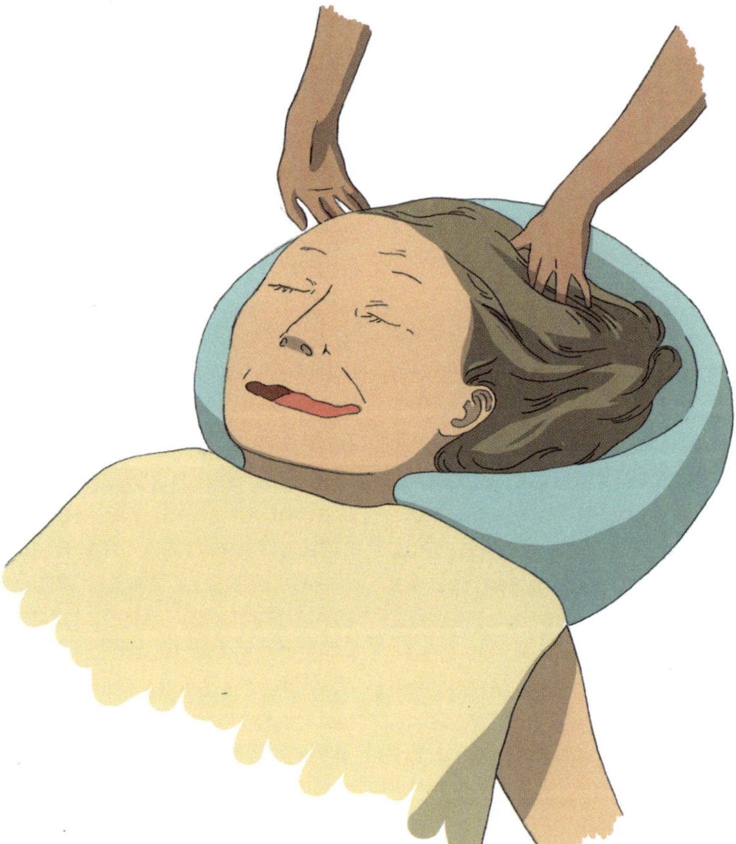

en arrière. Idem pour l'utilisation de substances chimiques (permanentes, défrisages) : les cheveux aiment la liberté, laissez-les tranquilles.

Les cheveux blancs

Il y a certaines femmes auxquelles les cheveux blancs vont divinement. Ils sont devenus un style et ils sont tendance ! Pas de complexes, nous avons toutes croisé des femmes à chevelure poivre et sel qui la portent avec assurance. Mais il est vrai que le gris est de préférence réservé aux cheveux épais, avec une coupe toujours impeccable et un visage soigné.

Les cheveux blanchissent en raison d'un phénomène génétique qui s'appelle canitie et qui apparaît quand le réservoir pigmentaire du bulbe du cheveu se tarit. Le cheveu blanc est la conséquence naturelle de la diminution ou de l'arrêt de production de mélanine par les mélanocytes. Cette absence de pigments dans les cheveux est une carence génétique – voyez si vos parents et grands-parents ont eu des cheveux blancs assez tôt. On connaît également des cas où une grande frayeur ou un choc nerveux ont pu détruire la mélanine.

Alors que les cheveux gris ou blancs n'apparaissent pas plus fragiles que les autres, les glandes sébacées qui produisent le sébum lubrifient de moins en moins le cuir chevelu, avec l'âge, et certaines femmes notent que leurs cheveux deviennent moins abondants et plus cassants. Toutefois, cela peut aussi être dû à un mauvais état de santé, à une réaction à des médicaments ou des produits inadaptés.

Si vous décidez de faire une coloration, évitez le bricolage maison et confiez votre tête à un spécialiste qui sait maîtriser les couleurs. C'est son métier et une couleur qui ne vous convient pas vous saperait le moral. Rappelez-vous ce que disaient nos grand-mères : « Ce n'est parce qu'il y a de la neige sur le toit qu'il fait froid à l'intérieur ! »

Conseils pratiques

Si vous souhaitez faire colorer vos cheveux :

- Si vous aimez les tons chauds, choisissez des blonds dorés ou cuivrés ;
- Allez vers le cendré si vous préférez les tons froids ;
- Ne vous risquez pas à une permanente en même temps ;
- Si vous vous baignez en piscine, protéger vos cheveux que le chlore peut abîmer ou lavez-vous les cheveux avec soin immédiatement au sortir du bain ;
- Évitez la fumée de cigarette qui peut faire jaunir les cheveux.

Les shampooings

Lavez vos cheveux aussi souvent que vous en ressentez le besoin, mais si vos cheveux sont secs, ne faites qu'un seul shampooing. Rincez abondamment pour éviter les résidus.

Les cheveux sont facilement endommagés par un excès d'air chaud mais le sèche-cheveux ne présente aucun danger si vous savez vous en servir. Puissance maximale : 1000 watts. Maintenez l'appareil à 25/30 cm de la tête et évitez de le laisser trop souvent au même endroit. À mesure que les cheveux sèchent, diminuez l'intensité de la chaleur. L'idéal étant, quand on en a le temps, de les laisser sécher à l'air libre.

Les traitements

Masques, bains d'huile, baumes embellisseurs ou conditionneurs, laques, teintures et colorations, lotions coiffantes ou traitantes, lotions de toutes sortes, défrisants : chacune trouvera ce qu'elle cherche et même au-delà, il suffit de regarder les rayons des grandes surfaces. Impossible d'en faire le tour !

Il n'existe pas de traitement chimique inoffensif, cependant les risques peuvent être réduits de manière considérable si l'on tient compte de la force et de l'importance du traitement. Il est plus risqué de procéder à une décoloration que d'ajouter des reflets, surtout sur des cheveux déjà abîmés. Soyez prudente. Les mauvais résultats sont parfois irréversibles et toujours coûteux. Lisez plutôt deux fois qu'une le mode d'emploi.

Conseils pratiques

• Traitez vos cheveux avec douceur ;

• Rien n'est interdit mais chaque produit demande une précaution d'emploi ;

• Ne laissez jamais poser les après-shampooings plus d'une minute ;

• La décoloration est le plus mauvais traitement que vous puissiez infliger à vos cheveux ;

• Dans les colorations, sachez que la proportion de produits actifs est d'autant plus grande que la couleur est foncée. Faites un test de couleur sur une petite mèche avant d'appliquer sur toute la chevelure ;

• En vacances, employez un shampooing extra doux pour compenser la surexposition au soleil et au sel de mer. Faites des applications d'huile de jojoba, de karité ou de monoï ;

• La pomme douce, le raisin, le citron, le chou (contre la séborrhée), l'ail et l'oignon sont les amis de vos cheveux : ils ont tous une action sur leur épaisseur et leur croissance.

Les dents

L'état des dents est un souci qui s'accentue au fil des années. Mais tout le monde peut garder des dents en bonne santé avec un minimum d'hygiène et de soins.

Les soins quotidiens

Chacun le sait, mais on ne saurait trop insister sur

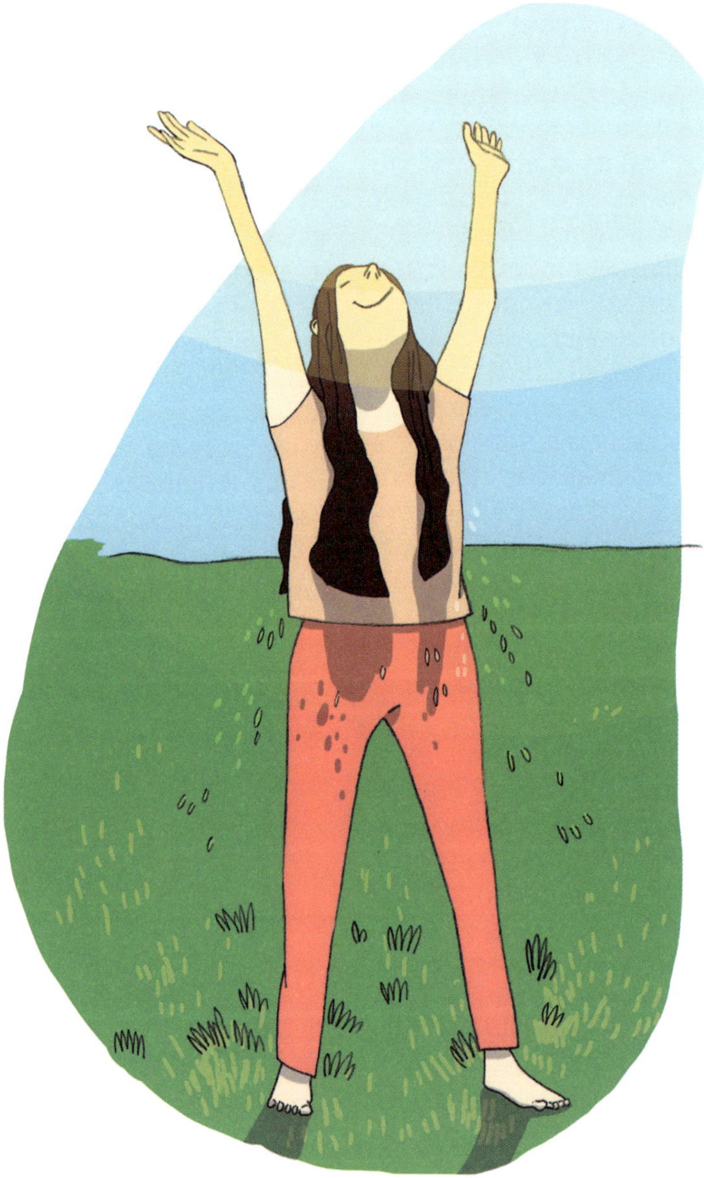

la nécessité et l'utilité des soins dentaires. Il n'y a pas plus laid que des dents jaunes ou tachées et les maladies des gencives sont extrêmement répandues.
On imagine que tout le monde sait se brosser les dents, mais aucune méthode de brossage même la plus efficace ne peut nettoyer toutes les faces. Pensez au fil dentaire et passez-le entre les dents en prenant garde qu'il ne pénètre pas trop profondément dans la gencive.
Une inflammation des gencives se manifeste par une enflure, des saignements, des irritations douloureuses. Le processus n'est pas irréversible s'il est pris à son début, une bonne hygiène dentaire suffit souvent à arrêter son évolution. Dans les cas les plus graves, les bactéries viennent se loger entre la dent et la gencive, créant un foyer d'infection inaccessible au brossage, et commencent à attaquer l'os. À ce stade, une petite intervention chirurgicale est souvent nécessaire.

Chez le dentiste

N'attendez pas d'avoir un trou ou d'avoir mal pour aller chez le dentiste, vous vous épargnerez bien des douleurs ! Des contrôles ni-annuels réguliers lui permettront de détecter la formation de caries et le bon état de vos gencives. Peu de personnes vont chez le dentiste, non par plaisir mais au moins sans obligation absolue, et pourtant ça en vaut la peine.

Conseil pratique

Une fois par an, demandez à votre dentiste de procéder à un détartrage. C'est le seul moyen d'éliminer le tartre qui se forme sur la plaque dentaire et d'effectuer un nettoyage total de la bouche.

Les mains, les pieds

Les mains

C'est tellement agréable d'avoir des mains soignées

et ce n'est pas réservé aux femmes oisives qui ne connaissent pas l'eau de vaisselle.

Au minimum, protégez-les. Avec l'âge, les cellules de l'épiderme se renouvellent moins vite, l'épiderme s'amincit, peu à peu la souplesse de la peau disparaît. À cela s'ajoute une tendance à la déshydratation. Elles vieillissent plus vite parce que la peau du dos des mains possède très peu de glandes sébacées et celle de la paume aucune. Par conséquent, les mains sont presque totalement dépourvues de film protecteur.

Il faut bien reconnaître que nos mains sont très exposées : pollution, rayonnement solaire, vent, froid, utilisation de produits ménagers abrasifs.

Il est donc nécessaire de se procurer une bonne crème, à la glycérine, au beurre de karité, au miel, à l'allantoïne et ou aux extraits végétaux, le choix est large. Ces crèmes hydratent l'épiderme et certaines protègent contre les UVA.

Adoucir

Trempez les mains dans une cuvette remplie d'eau tiède ou chaude dans laquelle on ajoute une infusion de menthe, de romarin ou de thym, ou encore du miel, de la glycérine végétale, de l'hamamélis, ou quelques gouttes d'huile essentielle de lavande.

Les taches brunes

Âge + soleil = taches brunes. De nombreux produits proposent des solutions mais aucun ne fera de miracles. Ils peuvent cependant, avec un usage quotidien, les rendre moins visibles. Essayez donc une recette de toujours, laquelle n'est pas coûteuse : tamponnez vos mains avec un jus de citron chaque fois que vous le pourrez.

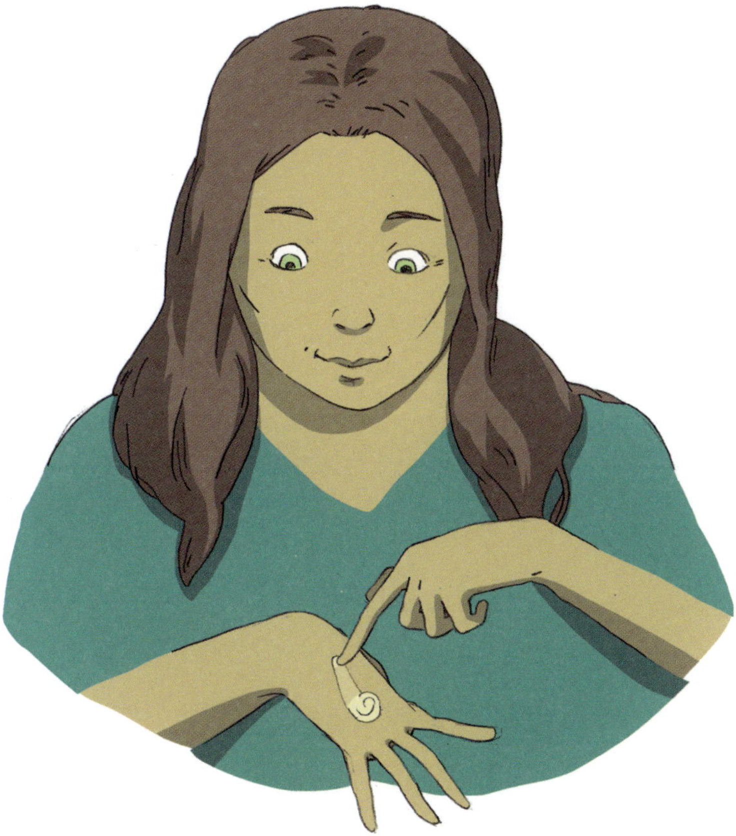

Conseils pratiques

• Dans les lieux publics, éviter de vous sécher les mains avec les appareils soufflant de l'air chaud qui dessèchent horriblement la peau ;

• Au soleil, n'oubliez pas de protéger vos mains et de les hydrater avec une crème ;

• Le soir, si vous sortez, estompez vos petites taches de pigmentation avec un fond de teint fluide que vous rendrez mat avec un peu de poudre ;

• En hiver, les mains s'abîment. Faites-les tremper 10 minutes dans un bol d'huile d'olive enrichie d'un jus de citron. Laissez pénétrer l'excédent d'huile. Séchez délicatement ;

• Pour neutraliser les effets de l'eau de Javel, demandez à votre pharmacien une solution à 5 % d'hyposulfite (ou thiosulfate de sodium) en sachet que vous ferez dissoudre dans l'eau.

Rincez-vous les mains avec cette solution et rincez de nouveau abondamment à l'eau claire.

Les ongles

Il y a depuis peu un engouement sur les soins et la beauté des ongles. Pour preuve, la multiplication des « bars à ongles » où l'on se rend sans rendez-vous, sur le modèle américain.

Cependant, pour qu'ils soient beaux, il est essentiel que les ongles soient en bonne santé. On ne peut rien obtenir sur des ongles en mauvais état, striés ou cassants, mous ou jaunes.

Conseils pratiques

- Ongles striés : égalisez la surface de l'ongle avec une lime d'émeri côté fin, qui rendra la surface lisse. Allez-y tout doucement car vous risquez d'abîmer l'ongle. Terminez avec un petit coup de polissoir.

- Ongles mous : manque de calcium, de fer, de vitamine A ou grande fatigue ? Les ongles se cassent ou se dédoublent, fendent comme du verre. Insistez sur les durcisseurs et choisissez un complément alimentaire et faites une cure de trois mois.

- Ongles jaunes : si vous fumez, ne cherchez pas d'autre responsable. Il se peut aussi que votre vernis, trop foncé, teinte la kératine et, dans ce cas, appliquez une bonne base qui protégera l'ongle.

- Les vernis rouges : ils sont très élégants pour un dîner. Les femmes aux longs doigts peuvent tout se permettre. Pour les autres, prudence ! Les vernis trop vifs ou trop foncés raccourcissent les doigts.

Deux pathologies des ongles

• Les mycoses sont d'origine infectieuse et dues à des champignons microscopiques qui se développent principalement dans les milieux humides et chauds, ou encore en raison d'une mauvaise hygiène, du traumatisme d'un ongle, d'un déficit immunitaire. Ces mycoses unguéales sont très fréquentes et touchent des millions de Français. Les seniors sont particulièrement concernés puisqu'une personne sur trois est attente après 60 ans. En effet, les personnes de cet âge ont une peau plus fine et une immunité plus faible qui les protègent moins bien de la colonisation par les champignons. Ce type de mycose se contracte par contact avec des squames infectés dans tous les lieux où l'on peut être conduit à marcher pieds nus : salle de bain, piscine, salle de sport. Le traitement passe par des antifongiques administrés par voie orale ou locale, car une mycose ne guérit jamais seule et ne disparaîtra jamais si elle n'est pas traitée. La guérison n'est gagnée qu'une fois la repousse de l'ongle totalement accomplie (4 à 6 mois pour un ongle de la main, 9 à 12 mois voire plus pour le pied). Vous voyez à quel point vous avez intérêt à prendre des précautions pour éviter ce mal qui n'est pas grave mais inesthétique et long à soigner !

• Le psoriasis, maladie inflammatoire chronique, non contagieuse, évolue par poussées déclenchées par différents facteurs comme le stress, la prise d'alcool ou de médicaments, le tabagisme. Le psoriasis est très fréquent dans les pays occidentaux, 2 millions de Français en souffrent, et il apparaît de préférence entre 50 et 60 ans. Des facteurs génétiques immunitaires seraient impliqués dans sa survenue. Il se manifeste par un renouvellement trop rapide de l'épiderme, entraînant la formation de plaques rouges recouvertes d'épaisses squames blanchâtres accompagnées de démangeaisons. Ces plaques se forment préférentiellement aux coudes et aux genoux, aux mains et aux pieds et dans le cuir chevelu. Dans le cas des ongles, il s'agit du renouvellement accéléré des kératinocytes constitutifs de l'ongle et, dans la majorité des cas, il est associé à un psoriasis cutané.

Il y a peu de médicaments pour soigner le psoriasis. Le plus connu et le plus prescrit est un vernis à forte teneur en urée (qui freine la réplication des kératonocytes) et traite l'épaississement et le décollement de l'ongle. Le psoriasis a un fort impact sur la qualité de vie parce qu'il est chronique, inesthétique et gênant dans beaucoup d'actes de la vie quotidienne, ne serait-ce que pour serrer la main à quelqu'un ou porter des sandales.

Les pieds

Les pieds sont un chef-d'œuvre composé de 26 os. Ils courent, marchent, sont enfermés toute la journée, parfois comprimés dans d'élégants

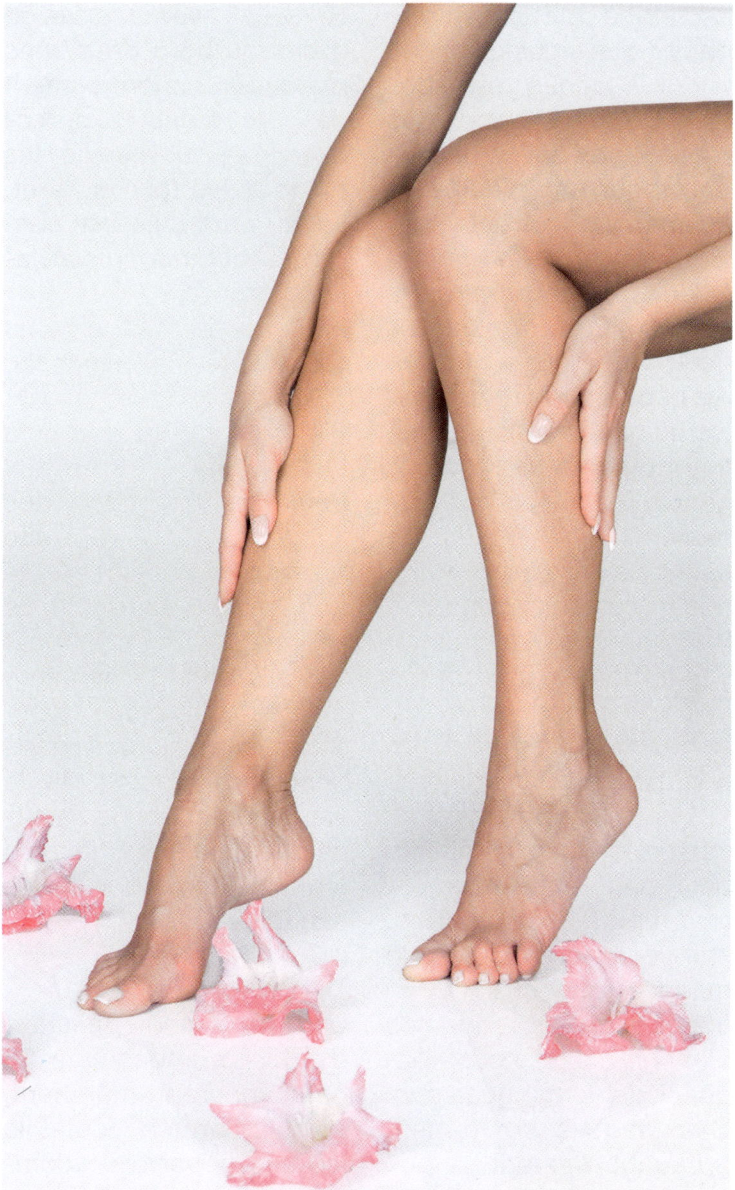

escarpins ou transpirant dans des baskets, ou encore juchés sur des talons de 12 cm. Nous n'avons pas assez de respect pour nos pieds. Les soigner ne consiste pas uniquement à les embellir en posant du vernis à ongles. C'est aussi les détendre et les masser. Au risque de faire sourire, les bains de pieds ne passeront jamais de mode.

Si vous avez l'occasion d'aller au bord de la mer, marchez longuement dans le sable, excellent exercice pour muscler les pieds et les tonifier, améliorer la circulation sanguine et affiner cuisses et jambes.

Pieds échauffés

Debout toute la journée ou après le sport, les pieds protestent, les veines se dilatent et la lymphe s'accumule dans les jambes. Pour vous rafraîchir, prenez un bain de pieds froid en ajoutant à l'eau une poignée de gros sel. Vous pouvez aussi faire un massage avec un gel spécial à base de menthol et de camphre. Pour la relaxation, un bain de pieds chaud convient mieux.

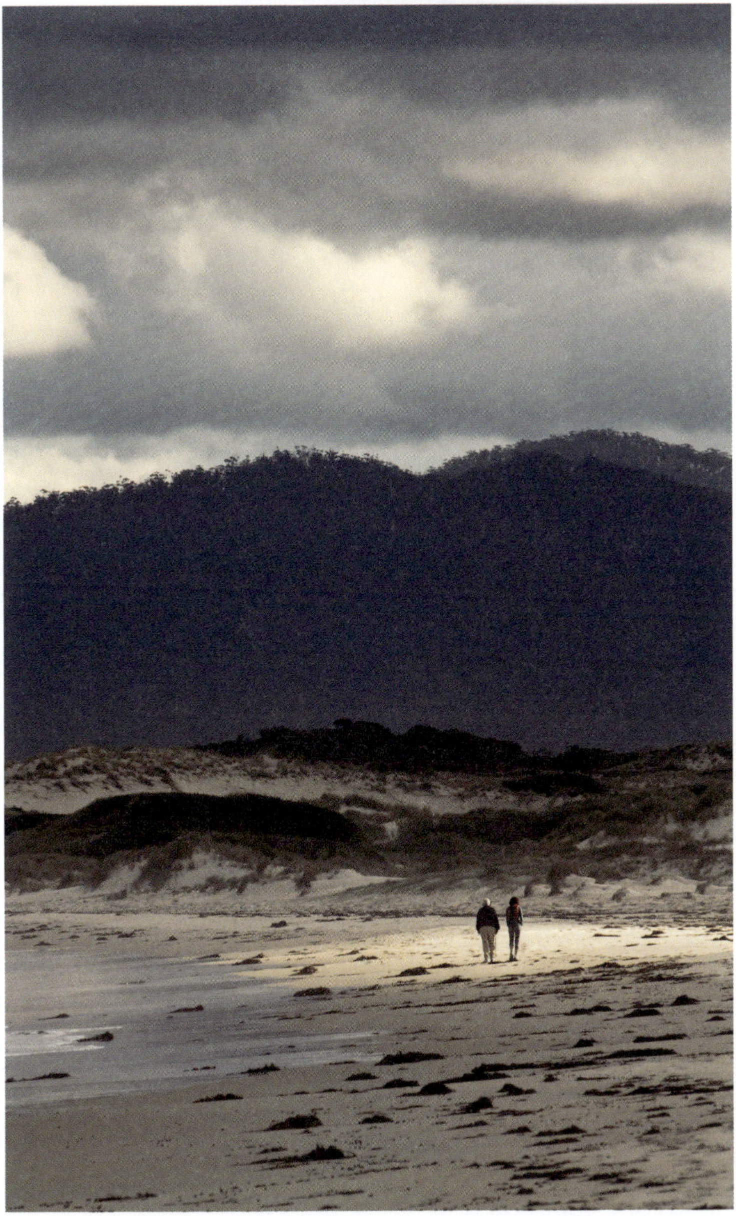

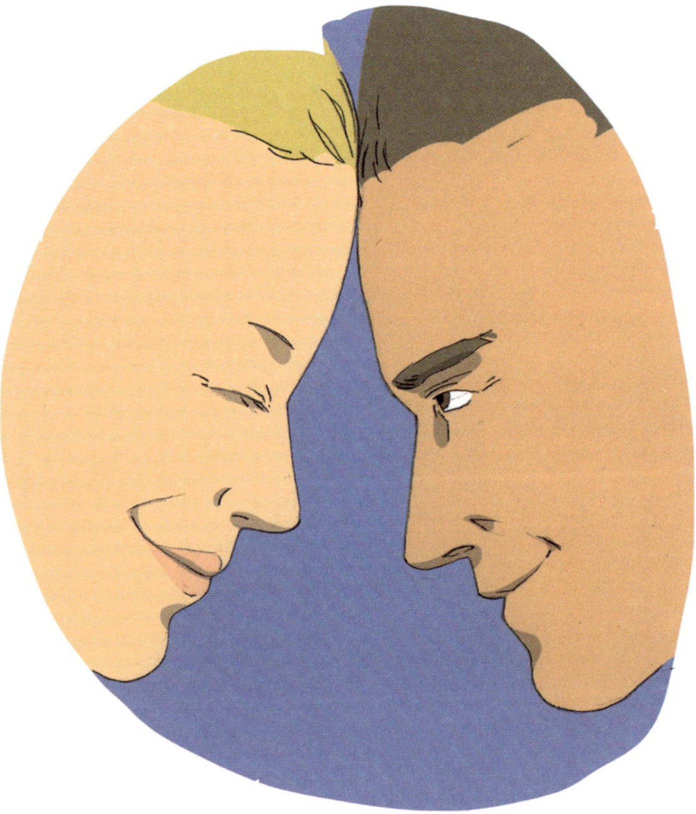

Et la vie intime ?

Vivre en couple

Les hommes et les femmes de notre époque n'ont pas tous choisi le mariage. Certains ne semblent pas s'en plaindre et fêtent joyeusement leurs décennies de vie commune. Les autres préfèrent cohabiter pour ne pas prendre le risque de se tromper. Avec, sous-jacente, l'idée que « si ça dure tant mieux, si ça craque tant pis ». Et il n'est pas si bête de prendre le temps de s'interroger. Que de drame seraient évités que les amoureux prenaient le temps de vérifier si leurs grandes aspirations sont compatibles…

Néanmoins, d'après les statistiques, le mariage donnerait un cadre plus solide à l'amour et plus propice à son développement. L'amour a besoin de la force de l'engagement, de la volonté pour surmonter les difficultés que chaque couple rencontre sur son parcours.

Sinon, la facilité l'emporte car il est plus simple et plus rapide de quitter une personne avec qui l'on n'est pas marié.

Nous avons la chance de vivre à une époque où les tabous relatifs à la sexualité sont pratiquement tous levés. Hommes et femmes peuvent avoir une vie sexuelle tout au long de leur existence et l'on commence à pouvoir en parler librement.

Comme le laissent supposer nombre d'articles de presse ou de films, on aurait tort de croire que sans sexualité pas de salut. Un regard complice, si ce n'est amoureux, se révèle aussi important que les galipettes sexuelles.

Bien des couples, l'âge venant, vivent heureux sans avoir une vie sexuelle active, remplacées par des relations de tendresse, de confiance, d'entente immédiate forgée par le temps.
Quand l'un des deux est frappé par la maladie, le conjoint se découvre souvent des ressources insoupçonnées et s'engage à fond auprès de l'autre, sert d'agent de liaison auprès des médecins, et de détermine comme un puissant soutien psychologique.

Une maladie grave bouleverse la vie d'un couple en profondeur parce qu'elle transforme la vie quotidienne et modifie – presque nécessairement – les réactions de la personne malade, qui peut être en demande d'attentions excessives, de soins répétés, de présence quasi-permanente, de réassurance, de solidarité. C'est lourd. Mais les liens de tendresse et d'estime, forgés au fil des années, permettent parfois des retrouvailles inattendues.
Compter sur quelqu'un et pour quelqu'un est un atout considérable pour le moral. Les couple qui ne se « parlaient » pas trouvent là l'occasion de renouer le dialogue. Peut-être même de faire des projets.
Vieillir ensemble ne va pas de soi. Ce n'est pas un long fleuve tranquille. Mais ceux qui y parviennent attisent envie et admiration.
Parfois les raisons d'y parvenir sont négatives : peur de la solitude ou besoin de sécurité.
Peu importe, ces raisons-là ne sont pas si mauvaises tant que l'affection demeure. C'est sans doute aussi ça le mariage.

Conseils pratiques

• Se ménager régulièrement une soirée en dehors de la maison pour se retrouver ensemble et se détendre ;
• Organiser un petit voyage annuel ;

- Prendre un ou des engagements communs pour pouvoir en parler ;
- Susciter de l'imprévu ;
- Profiter de chaque occasion pour dire et montrer la volonté de poursuivre le chemin ensemble ;
- Ne pas se plaindre continuellement et tout critiquer ;
- Ne pas vouloir le changer ;
- S'intéresser à son travail ;
- Ne pas l'oublier au profit des enfants ;
- Accepter sa fatigue ;

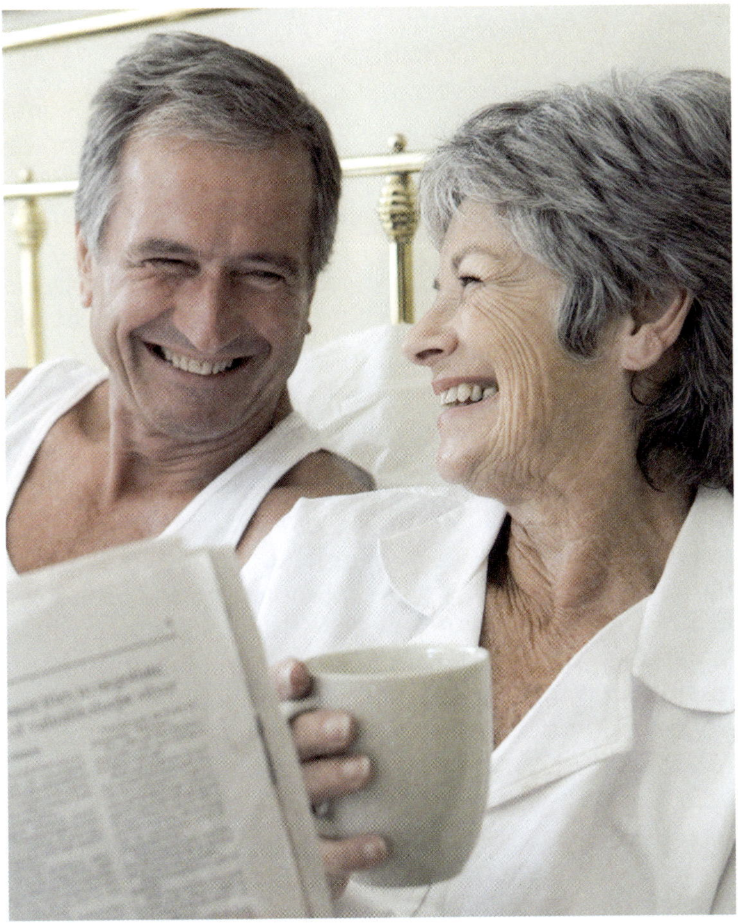

• User de délicatesse pour exprimer une déception ;
• Être coquette rien que pour lui.

En solo

Avec l'âge, de plus en plus d'hommes et de femmes vivent seuls, en raison d'un veuvage ou d'un divorce. Mais c'est bien avant le vieillissement que l'écart se creuse : entre 45 et 49 ans, pratiquement une femme sur cinq vit seule et un homme sur dix.
Solo ne signifie pas pour autant solitude. Ce mode de vie, au contraire, offre des disponibilités de temps et d'esprit qui attirent bien des sympathies et permet de se consacrer à bien des choses.
C'est avec l'âge que la situation peut se gâter. Ce que l'on nommait indépendance peut devenir solitude. La vie, cependant, réserve des surprises, une rencontre providentielle peut se produire qui fera hésiter bien des « célibataires ». Cependant, l'habitude de la liberté de choix, de déplacement, d'amis, de dépenses, est difficile à remettre en cause. Voire impossible.
S'installer trop bien dans la vie en solo est souvent un piège qui se révèlera sur le tard car, autour de nous, l'univers se dépeuple et se fait alors sentir le besoin des autres. La solitude sera alors ressentie comme une souffrance. Aussi faut-il se faire violence et faire en sorte de ne pas rompre toute vie sociale.

Ne pas se laisser emprisonner par la solitude

C'est le pire qui puisse arriver. Il faut tout entreprendre pour conserver des liens sociaux avec sa famille et ses amis ou encore pour participer à une association ou un groupe d'activités ou une activité bénévole. On ne doit pas penser qu'à un certain âge, on n'intéresse plus personne. C'est faux, surtout dans la mesure où on se rend utile.

Le temps de la retraite rend disponible et ne correspond pas à couper tous les ponts. Bien au contraire, cette disponibilité permet de cultiver les liens existants et, éventuellement, d'en créer d'autres. Grâce au fait que les seniors bénéficient de réductions dans bien des circonstances (cinémas, musées, expositions, transports urbains par exemple), il devient possible aussi de voyager, ou de rendre visite à des parents ou des amis éloignés à moindre frais. L'offre des voyages organisés s'est également démocratisée et autorise à se déplacer et visiter en sécurité, et il n'est pas rare que des liens se créent entre voyageurs. Il est donc à présent relativement simple de s'occuper sans trop dépenser.

On en arrive à rencontrer des seniors qui ont des journées pleines comme un œuf et n'ont plus « une minute à eux » !

Il existe énormément d'occasions d'ouverture. Il suffit de les saisir. Par exemple, inviter une amie à une soirée télé devant un bon plateau-repas. Participer gratuitement aux conférences et manifestations offertes par les municipalités. Le CREDOC (Centre de recherche pour l'étude et l'observation des conditions de vie) a publié en 1999 une étude montrant qu'en 20 ans la participation des seniors aux associations avait explosé. 40 % des plus de 50 ans seraient adhérents à une association, culturelle ou de loisirs.

Enfin, il n'y a plus lieu de craindre de se retrouver uniquement avec des personnes de son âge, radotant sur leurs soucis, leurs maladies ou leurs petits-enfants. Bien des activités s'orientent à présent vers chacun. Les « quadras » semblent de plus en plus tentés.

La sexualité

Telle elle a été, telle elle a des chances de rester car le désir est avant tout une affaire d'état d'esprit. Nous n'allons pas nier que l'âge est un critère déterminant de la libido mais il ne saurait à lui seul expliquer sa diminution. Si la libido a tendance à baisser après la ménopause, c'est principalement en raison de

La meilleure des préventions cardiaques

Les risques cardiovasculaires régressent avec la fréquence des rapports sexuels, non seulement ils ne sont pas nuisibles même à un âge avancé, mais leur fréquence tendrait à exercer une protection. Voilà de quoi rassurer les hommes victimes de rumeurs et d'idées fausses !

D'un point de vue médical, faire l'amour s'apparente au sport : le cœur bat plus vite et de nombreux muscles sont sollicités. Un peu d'exercice ne fait de mal personne...

Chez l'homme la pratique sexuelle favorise la production de testostérone qui, elle-même, entretient les masses musculaires. Cependant, prudence. Un effort physique excessif risque de déclencher une crise cardiaque surtout si les circonstances psychologiques sont particulières : changement de lieu, jeune partenaire que l'on craint de ne pas satisfaire, impressionnabilité face à une nouvelle partenaire trop désirée, stress qui peut provoquer des troubles de l'érection. Faire l'amour tranquillement avec sa femme et dans son lit comporte des avantages et devrait encourager la fidélité masculine !

Pour information, seulement 0, 6 % des morts subites seraient liées à l'activité sexuelle. Faire l'amour au moins trois fois par semaine est une cadence recommandée en tant que prévention naturelle contre les problèmes cardiaques (enquête réalisée aux États-Unis publiée dans l'American Journal of Cardiology).

l'appauvrissement du taux d'hormones. Il faut également accepter de voir son corps vieillissant et personne n'est épargné.

Chez l'homme, avec l'âge, le désir devient moins pressant, l'avantage étant qu'il s'adapte mieux alors à celui de la femme. L'érection s'installe plus lentement et a besoin de stimulations. Enfin, et c'est tant mieux, l'éjaculation est mieux contrôlée mais la période réfractaire s'allonge.

C'est-à-dire qu'il faut plus de temps à l'homme pour récupérer avant de se relancer dans l'action.

Chez la femme, le désir est très variable d'une personne à l'autre, il peut augmenter comme diminuer. La lubrification, signe d'excitation, est plus longue à venir. Pourtant, le plaisir ressenti reste le même alors que les contractions de l'orgasme sont moins nombreuses et moins fortes.

Pour préserver la sexualité, pratiquez-la !

Les bénéfices secondaires

Certains scientifiques ont affirmé que faire l'amour était bon pour la santé. Pourquoi pas ? Les conflits engendrent le stress, l'anxiété, l'angoisse alors que l'amour apaise, décontracte, tonifie et stimule.

Tout le monde a pu le constater, l'amour fatigue et donne envie de dormir. Le plaisir sexuel libère des endorphines, substances sécrétées par le cerveau, dont l'effet est de provoquer un état de relaxation favorable à l'endormissement.

Encore un « plus » : par le biais de substances fabriquées par le cerveau, la sérotonine et la dopamine – dont on peut dire qu'elles sont les hormones du plaisir –, dopent l'organisme tout entier et font voir la vie en rose.

Vous le savez bien, quand nous sommes amoureuses nous avons une mine éclatante, le phénomène étant lui aussi lié au système hormonal qui produit alors

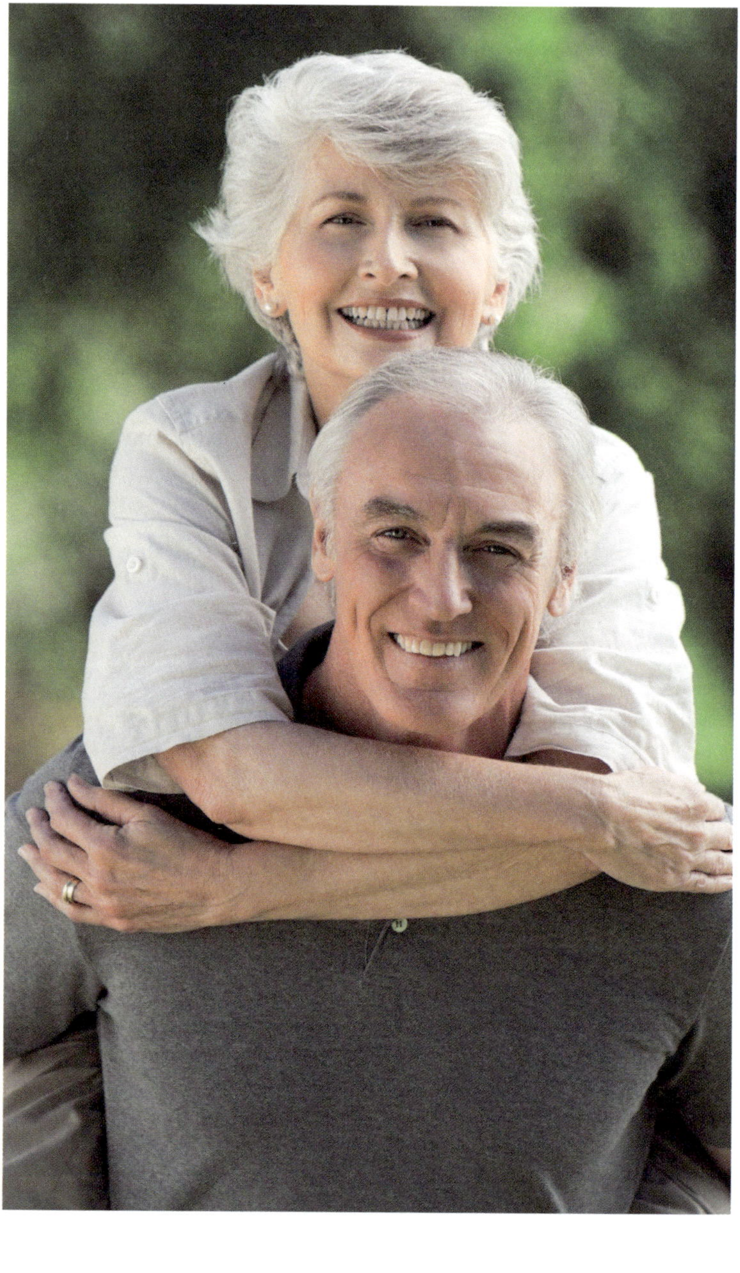

une bonne quantité d'œstrogènes. Ces hormones sexuelles féminines sécrétées par les ovaires facilitent l'irrigation de la peau. L'épiderme reste ainsi plus élastique et plus souple et ça se voit !

Au-delà des avantages énumérés, l'acte sexuel entretient la qualité de relation du couple. Les femmes seront en outre heureuses de savoir que faire l'amour peut faire brûler jusqu'à 300 calories à condition que l'acte se prolonge et soit suffisamment enflammé. Sinon, pour une petite relation tranquille, vous ne devrez soustraire que 50 calories ! Il vaudra mieux compter sur autre chose pour maigrir et compléter par de l'exercice.

Encore des arguments

Faites l'amour avec conviction : ce n'est pas seulement agréable mais protecteur. De nombreuses études l'affirment, les rapports sexuels réguliers freinent l'apparition de maladies comme le cancer et les maladies cardiovasculaires. Voilà qui devrait donner un solide alibi aux séducteurs et séductrices invétérés.

On ne fait jamais assez de sacrifices pour sa santé !

Dernier argument encourageant : la sécrétion par l'hypophyse (située à la base du crâne) d'une hormone pas comme les autres, l'ocytocine, dont la production est favorisée par les contacts sexuels et les caresses. L'ocytocine, surnommée l'hormone de l'amour ou du plaisir, renforce le sentiment de confiance en soi et accroît la résistance à la douleur.

Les tests réalisés tendent à démontrer que cette hormone synthétisée sous forme d'un médicament inhalé par voie nasale reproduit les mêmes sensations agréables que celles d'un rapport sexuel. Mais attention, ce n'est pas une drogue et cela reste un médicament prescrit dans certaines indications.

Quand il y a problème

Des spécialistes sont là pour s'en occuper. Ce sont les sexologues. Ils ont eu dans le passé mauvaise réputation car la profession était ouverte à tous, médecins ou non. Cette odeur de soufre a disparu grâce à la réorganisation de ce métier, qui exige désormais un diplôme interuniversitaire de sexologie et le titre de médecin. Pour être compétent, il faut avoir suivi une formation (DU) dans une université médicale ou un institut de sexologie, se faire superviser par un pair et se soumettre à une formation continue.

Il est dans les attributions d'un sexologue :

- D'aider à retrouver le désir et le plaisir ;
- De donner des conseils ;
- De venir à bout des troubles de l'érection chez l'homme, de la frigidité chez la femme ;
- De redonner confiance en soi ;
- De stimuler les couples ;
- D'éviter l'enkystement d'une difficulté ou de frustrations, et éventuellement, l'apparition d'une dépression.

Certains médecins pratiquent uniquement la sexologie, d'autre l'ajoutent à leur activité principale : gynécologie, urologie, médecine générale, psychiatrie.

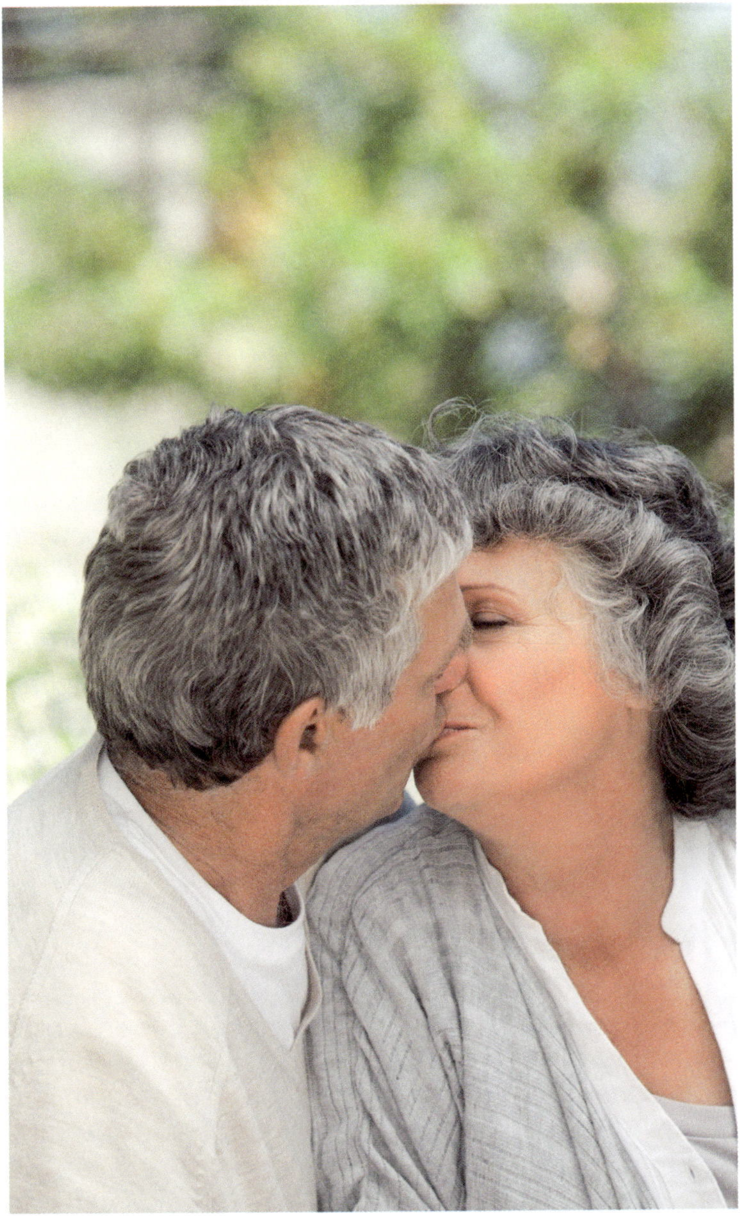

La révolution de la longévité

Nous vivons dans un monde vieillissant. Certains spécialistes estiment qu'un enfant sur deux naissant aujourd'hui vivra encore à la fin du siècle. Les centenaires, 15 000 pour le moment, pourraient être 200 000 en 2070, prévoit l'INSEE. Chaque année, nous gagnons environ trois mois d'espérance de vie. Où va s'arrêter la longévité humaine ?

Les facteurs de longévité

Nous avons tous tendance à attribuer ce phénomène aux considérables progrès médicaux et c'est vrai en partie. Mais n'oublions pas qu'ils ont été accompagnés d'avancées économiques, sanitaires et sociales de grande ampleur, dont font partie l'amélioration des conditions de vie, l'eau potable ou le tout-à-l'égout, l'éducation, et l'information qui n'a fait que s'amplifier.

Bien que les spécialistes ne parviennent pas à mettre un âge butoir sur la longévité possible, il ne faudrait pas croire pour autant que nous somme tous égaux devant le vieillissement.

Il est indiscutable que, dans les pays occidentaux, l'espérance de vie s'est accrue chez les plus de 70 ans qui vivent de plus en plus longtemps en bonne santé. La prolongation de la durée de vie est expliquée, non pas

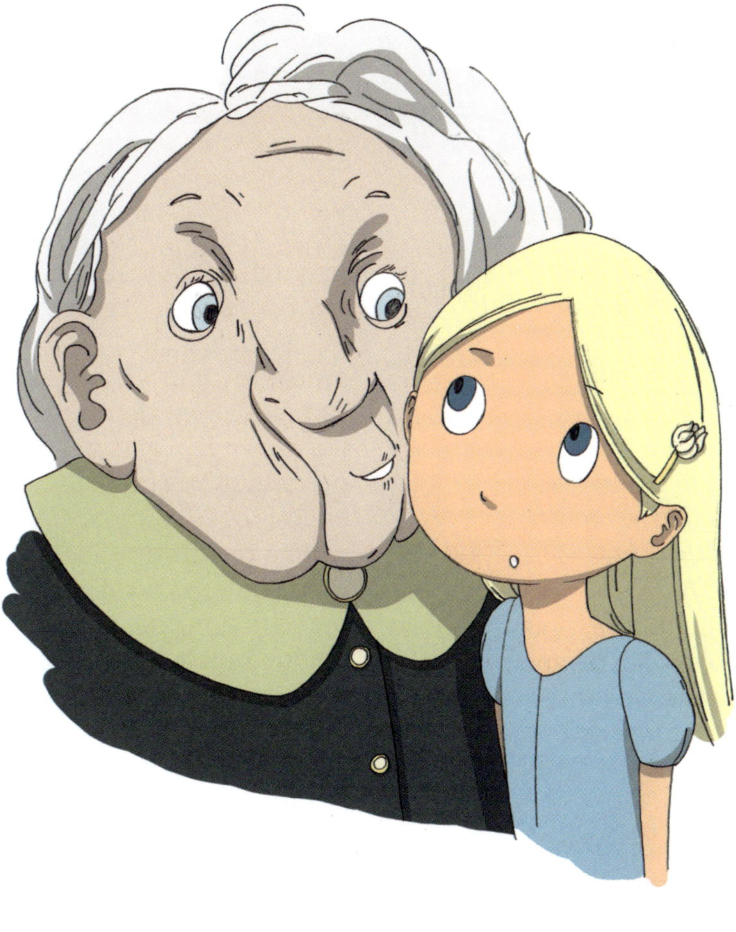

comme au début du siècle par une réduction de la mortalité infantile, mais par une diminution du nombre de décès chez les populations du troisième et quatrième âge.
Interviennent alors la vaccination antigrippale et l'amélioration de la prise en charge des affections cardiaques et des maladies vasculaires cérébrales.

Pourquoi devenons-nous centenaires ?

L'étude Chronos qui a été entreprise en 1991 pour la Fondation Ipsen a révélé que ces aïeux qui deviennent centenaires possédaient quelques spécificités. D'abord, la majorité des centenaires est féminine (7 fois plus de femmes que d'hommes) et se distingue par un optimisme à toute épreuve et une forte personnalité. Ces femmes ont souvent un système immunitaire en acier qui leur a sans doute épargné bien des maladies.
Nous ne devons pas envisager la révolution de la longévité sous le seul angle des soins et de la prise en charge. Le vieillissement n'est pas forcément synonyme de dépendance, tout du moins avant 85 ans. Les personnes âgées sont de nos jours en bien meilleure santé qu'il y a 10 ou 20 ans grâce à un mode de vie plus sain et l'application de mesures de prévention. Vieillir en bonne santé est le résultat de toute une vie. Les spécialistes insistent sur le fait que le vieillissement est soumis aussi bien à l'hérédité qu'à des comportements individuels. Il serait ainsi très positif d'encourager les individus, dès la jeunesse, à pratiquer des activités physiques, sociales et intellectuelles. Encore une fois, insistons sur l'importance de l'activité physique qui serait une condition requise à une vieillesse réussie. Il semble que les modifica-

tions de l'organisme dues à l'âge comme la détérioration des organes, des systèmes locomoteur et respiratoire (qui peuvent arriver à n'importe quel âge) sont imputables aux conséquences d'un manque d'exercice physique. Pas de doute, un jeune qui reste inactif fait plus vieux que son âge et une personne âgée active paraît plus jeune.

De même, il est démontré qu'une activité intellectuelle participe à un vieillissement réussi et en bonne santé. Une personne âgée doit avoir encore, ou se trouver, des tâches intellectuelles à accomplir.

Quel que soit l'âge que l'on atteigne, nous avons toujours la liberté de décider de notre vie si nous avons la capacité de nous adapter à chaque circonstance. C'est l'esprit d'adaptation qu'il faut maintenir. Mais les personnes âgées développent souvent de fantastiques stratégies de compensation en exploitant et en transformant les capacités qui leur restent. Parce que, sinon, cette longévité, qu'en faire ? Et il n'est jamais trop tard pour commencer.

Vive le bonheur !

Il semble bien, d'après différentes (et nombreuses) conclusions scientifiques, que le bonheur est un facteur important de longévité. Vivre vieux serait plus facile en vivant heureux. Nous, on veut bien. Mais est-ce aussi simple à faire qu'à dire ? Et puis, il y a différentes formes de bonheurs ; pour les uns, l'argent ; pour les autres, la liberté ; pour d'autres encore, les succès ou la réussite ; et nous pourrions citer encore : la famille, les enfants, la foi, la réalisation artistique, l'amour, etc.

Sachez-le, un tempérament optimiste – ce qui apparaît comme un atout et c'est assez logique – serait l'un des facteurs de longévité. Et nous aurions, nous les femmes, des caractères plus optimistes que ces messieurs.

Et peut être plus courageux… Quand on n'est plus capable de dire « non » ou de faire une action qui sera désapprouvée, on se crée alors beaucoup d'autres problèmes, en autres choses perdre confiance en soi, devenir une carpette, ne plus réussir à s'affirmer. Au bout de compte l'addition est lourde !

Bien entendu, il ne s'agit pas de devenir grossier ou discourtois mais de refuser les rapports anémiés ou aseptisés qui masquent souvent l'indifférence. Le bonheur va de pair avec l'empathie. Le bonheur augmente avec l'implication sociale et la participation à des organisations bénévoles, l'appartenance à un club, la pratique d'un sport, en un mot tout ce qui réunit, permet de partager avec d'autres et d'être soutenu.

En France, le QI est surcoté. Dans le système éducatif, tout est basé là-dessus et la confiance en soi prend une claque ! Il a été néanmoins démontré que le succès, le bonheur de vivre, la faculté à surmonter des difficultés étaient liés à l'intelligence émotionnelle et non au QI. On peut faire un métier manuel peu valorisant et être heureux et à l'inverse exercer un métier hyper intellectuel et être dépressif.

Les gouvernements multiplient les campagnes sur la santé, et c'est bien. Il serait sans doute profitable, face à la quête effrénée de réussite, d'en faire quelques-unes pour apprendre aux populations ce que signifie le « bonheur ».

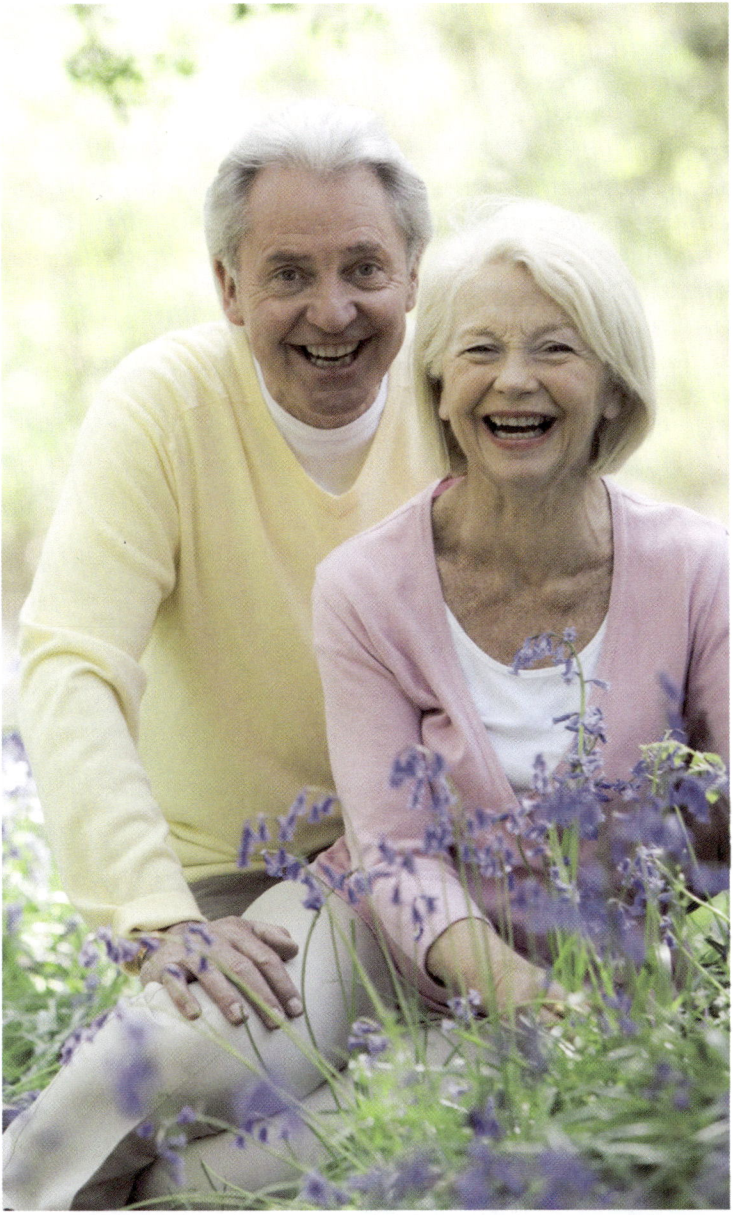

Les secrets des centenaires

Déception, ils n'en ont pas ! Rien de spécifique en tout cas qui nous permettrait de les imiter. On peut toutefois sélectionner quelques constantes : naître dans une famille prédisposée au grand âge, avoir une grande envie de vivre, avoir eu de la chance, penser à soi. Vous remarquerez que parmi tous ces facteurs deux facteurs seulement sont sous notre dépendance : l'envie de vivre et un peu d'égoïsme qui sont des caractéristiques mentales et non d'hygiène de vie. Il y a de quoi rester songeur. Mais ça n'est qu'une remarque, pas un encouragement à continuer à boire, à fumer ou à rester inactif pendant toute une vie !

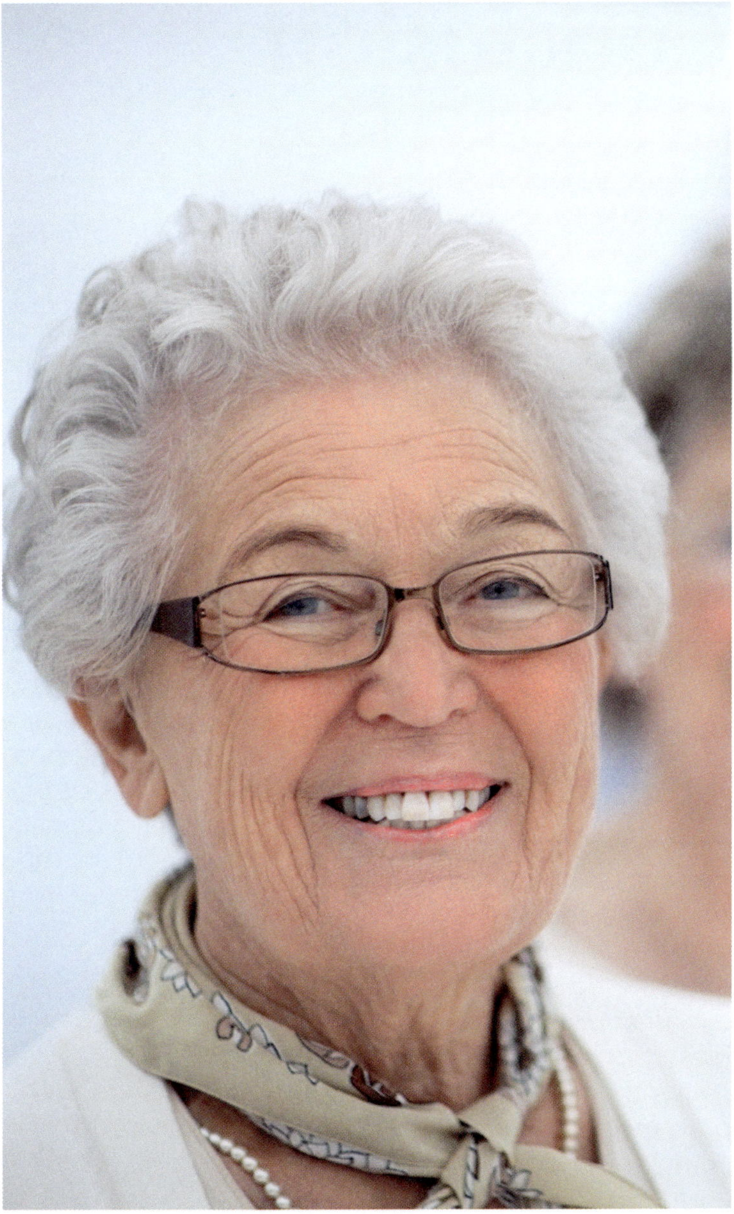

Conclusion

S'occuper de soi n'est pas futile, bien au contraire. Le respect de soi-même et le respect des autres devraient être des guides, bien meilleur que celui-ci. Être content de soi et de ce que l'on est doit être un exercice quotidien, simple malgré tout. Et si ce petit livre vous a incité à le penser, tant mieux.

Nous avons énormément de moyens à notre disposition pour vivre mieux, pour nous soigner, vieillir moins vite, profitez-en. Prioritairement en vous informant, en sachant ce qui est bon pour vous et ce qui ne l'est pas. Nous nous sommes efforcés de vous mettre sur des pistes raisonnables. Suivez-les ou pas : cela s'appelle la liberté de penser et de décider pour soi-même.

Désirs, envies, projets, laissez aller l'imaginaire, rien n'est ridicule, ils sont le sel de la vie. Ayez toujours un œil sur le plaisir, quel que soit votre âge. Plaisir d'avoir un objectif, de le réaliser. Plaisir de soigner son apparence, de s'occuper de soi en oubliant les autres.

Un seul conseil : dites-vous tous les matins « moi d'abord ». Arrêtez d'être « gentille », de ne pas dire ce que vous pensez de peur d'être mal vue, de dire « oui » à toutes les demandes, de craindre ce que pensent les autres. Avec les années, soyez enfin vous-même !

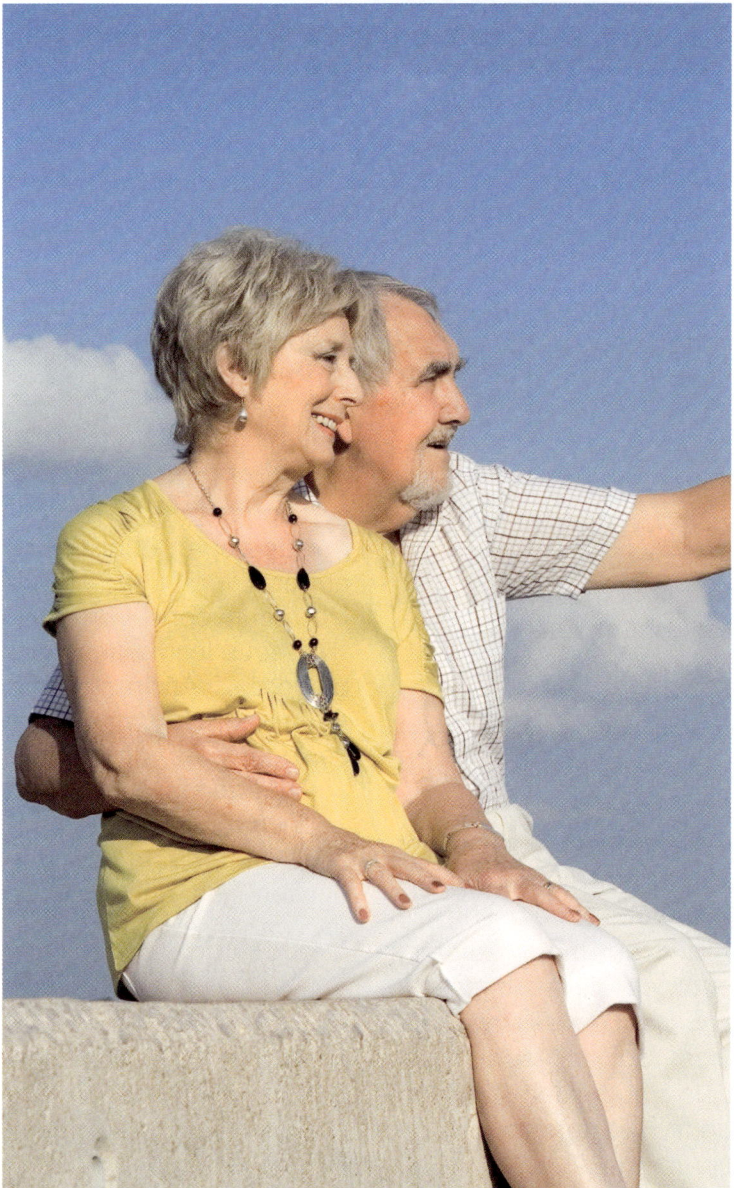

Bibliographie

Josette Rousselet-Blanc, *Astuces anti-fatigue,* éditions J. LYON, 2010

Fréderic Saldmann, La *Vie et le Temps,* éditions Flammarion, 2011

Dr Jean-Jacques Deutsch, *Rester jeune à tout âge,* éditions Orban, 1999

Dr Olivier de Ladoucette, *Le Guide du bien vieillir,* éditions Odile Jacob, 2004

Sous la direction des Professueurs Claude Jasmin et Robert Butler, *Longévité et Qualité de vie,* éditions Les empêcheurs de penser en rond, 1999

Pr François Piette et Dr Sébastien Weill-Engerer, *Le Guide santé des seniors,* éditions Odile Jacob, 2003

Alain Erhenberg, *La Fatigue d'être soi,* éditions Odile Jacob, 2008

Elisabeth Kübler-Ross, *Leçons de Vie,* éditions Lattès, 2006

** Dans la même collection :*

COLLECTION DEUXIÈME VIE

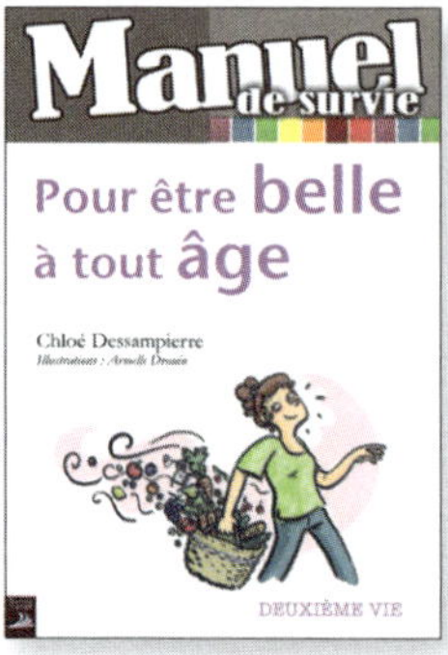

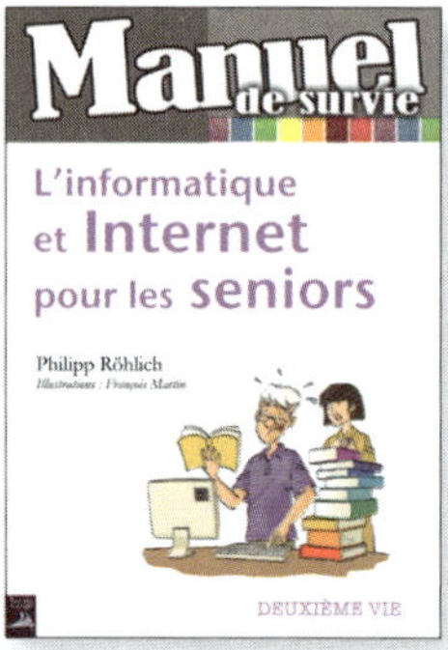

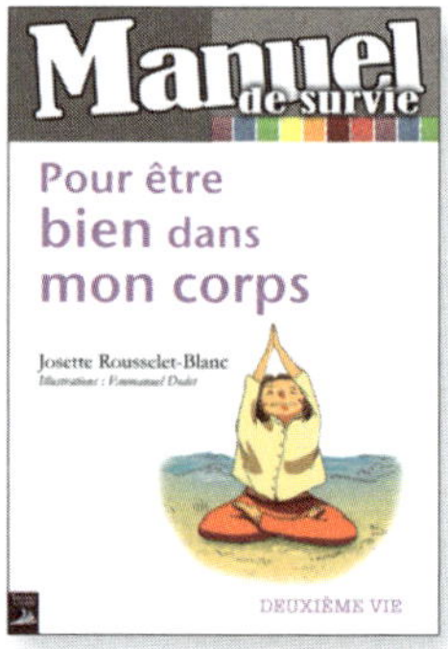

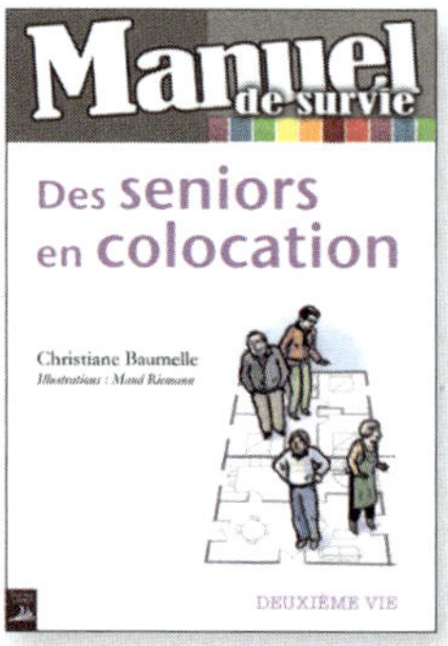

COLLECTION FEMMES ACTIVES

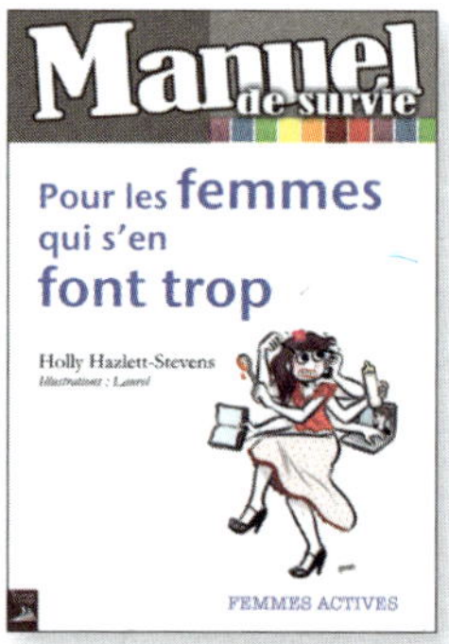

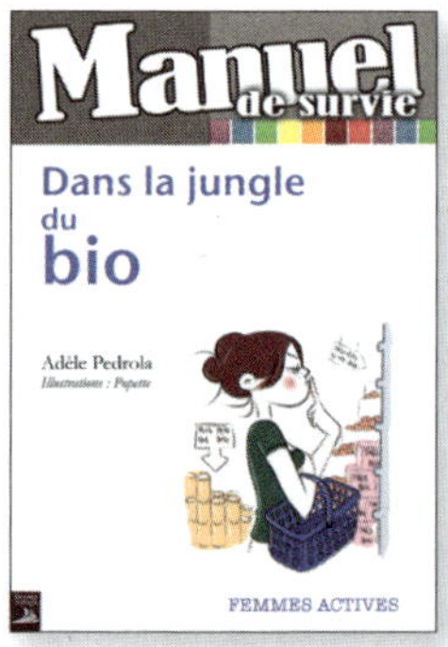

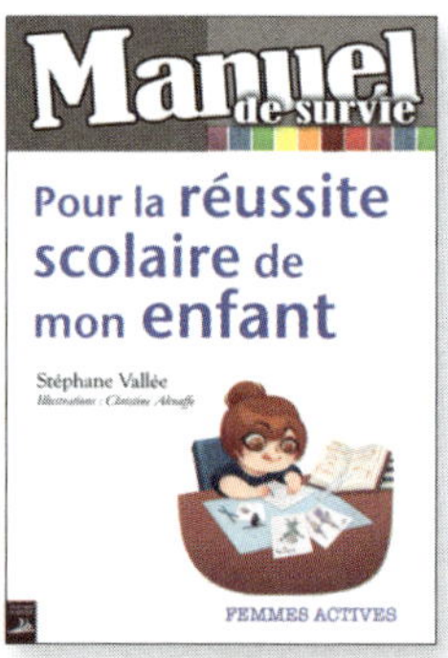

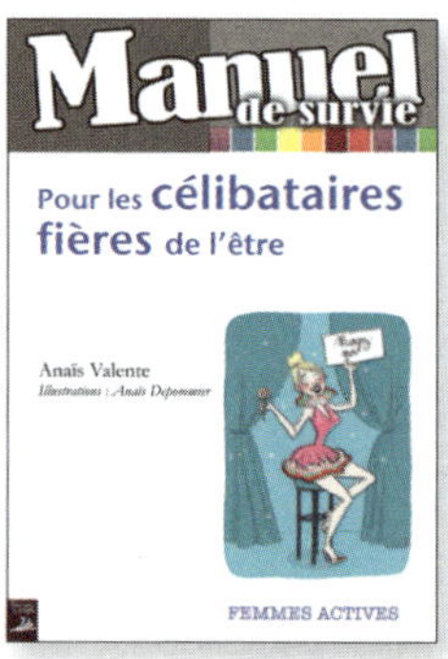

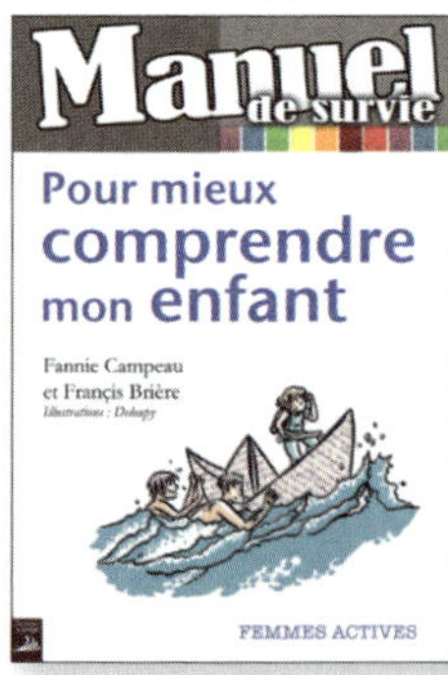